CW00504518

Keto-Brot und

Das leicht verständliche Ketogene Diät-Kochbuch mit 24 kohlenhydratarmen und glutenfreien Weizenrezepten für Anfänger. Genießen Sie köstliche Muffins, Brotstangen, Kekse, Snacks für Sportler...

Amira Migha

© **Copyright 2019 - Alle Rechte vorbehalten.**

Die in diesem Buch enthaltenen Inhalte dürfen ohne direkte schriftliche Genehmigung des Autors oder des Herausgebers nicht reproduziert, vervielfältigt oder übertragen werden.

Unter keinen Umständen kann der Herausgeber oder der Autor für Schäden, Wiedergutmachung oder finanzielle Verluste aufgrund der in diesem Buch enthaltenen Informationen haftbar gemacht werden. Weder direkt noch indirekt.

Rechtlicher Hinweis:

Dieses Buch ist urheberrechtlich geschützt. Dieses Buch ist nur für den persönlichen Gebrauch bestimmt. Sie dürfen keinen Teil oder den Inhalt dieses Buches ohne die Zustimmung des Autors oder Herausgebers verändern, verteilen, verkaufen, verwenden, zitieren oder paraphrasieren.

Hinweis zum Haftungsausschluss:

Bitte beachten Sie, dass die in diesem Dokument enthaltenen Informationen nur für Bildungs- und Unterhaltungszwecke bestimmt sind. Es wurden alle Anstrengungen unternommen, um genaue, aktuelle und zuverlässige, vollständige Informationen zu präsentieren. Es werden keine Garantien jeglicher Art erklärt oder impliziert. Der Leser nimmt zur Kenntnis, dass der Autor keine rechtliche, finanzielle, medizinische oder professionelle Beratung vornimmt. Der Inhalt dieses Buches wurde aus verschiedenen Quellen entnommen. Bitte konsultieren Sie einen lizenzierten Fachmann, bevor Sie die in diesem Buch beschriebenen Techniken ausprobieren.

Durch das Lesen dieses Dokuments erklärt sich der Leser damit einverstanden, dass der Autor unter keinen Umständen für direkte oder indirekte Verluste verantwortlich ist, die durch die Verwendung der in diesem Dokument enthaltenen Informationen entstehen, einschließlich, aber nicht beschränkt auf - Fehler, Auslassungen oder Ungenauigkeiten.

Inhaltsverzeichnis

Einführung

Bei dem ständigen Zustrom von Lebensmitteln und Snacks um uns herum kann es wirklich schwer sein, eine Diät einzuhalten. Das bedeutet, dass Ihre Diät immer Lebensmittel und Snacks enthalten muss, die Sie tatsächlich genießen, damit Sie nicht in Versuchung kommen, Dinge zu essen, die Ihre Diät unterbrechen und Ihren Fortschritt behindern. Normalerweise würde ein Snack während einer Diät ein paar Stücke gedünsteten Brokkoli oder eine Handvoll grüner Bohnen bedeuten, aber diese Dinge lassen uns nicht gerade das Wasser im Mund zusammenlaufen, oder?

Nein, das tun sie definitiv nicht. Wir alle sehnen uns sicherlich nach einem Muffin oder zwei oder einem großen Schokoladenkeks mit etwas Tee. Meistens enthalten diese Produkte jedoch Zutaten, die in den Diäten, die wir versuchen zu befolgen, verboten sind.

Hier wird Ihnen dieses Buch sicherlich nützlich sein. Mit einer großen Auswahl an Rezepten für Brot und andere Snacks, die die ketogene Diät auf einfache und leckere Weise integrieren, wird es Sie auch mit Tipps und Methoden versorgen, um sicherzustellen, dass Sie in der Lage sind, die Diät zu befolgen und zu erhalten. Die

Rezepte enthalten die wichtigsten Zutaten, ihren Nährwert sowie Informationen zu den Backwerkzeugen und Fähigkeiten, die Sie benötigen. Die Rezepte umfassen einfach zuzubereitendes Brot und Snacks, pflanzliche Rezepte sowie Snacks für die Zeit vor und nach dem Training, die Sie während der Keto-Diät zufriedenstellen.

Die Keto-Diät ist zweifellos eine gesunde Lebensweise und hat sicherlich viele positive Aspekte für Ihr Leben und Ihr Wohlbefinden. Dieses Buch zielt darauf ab, sicherzustellen, dass Sie sie beibehalten können, indem es Sie mit Rezepten versorgt, die Ihre Ernährung aufpeppen und Ihnen helfen, Ihre Mahlzeiten zu genießen, während Sie Ihr Keto-Regime intakt halten.

Teil 1 - Keto-Brot und Keto-Snacks Essentials

Kapitel 1: Die Keto-Diät

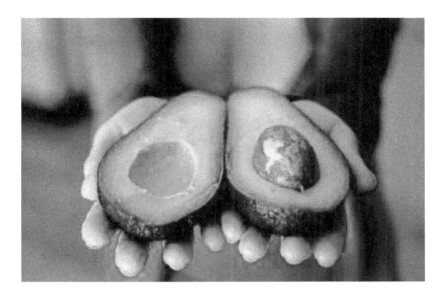

Die ketogene Diät, im Volksmund auch "Keto-Diät" genannt, ist eine Diät, bei der das Ziel ist, so wenig Kohlenhydrate wie möglich und so viel Fett wie möglich zu essen. Nun, auch wenn wir Kohlenhydrate fürchten und wissen, was für einen schädlichen Effekt sie auf unsere Taille haben, sind sie ein wichtiger Bestandteil der natürlichen Funktionalität des Körpers. Unser Körper nutzt Kohlenhydrate in Form von Glukose zur Energiegewinnung, so einfach ist das. Wenn Sie die Menge an Kohlenhydraten, die Ihr Körper erhält, so drastisch reduzieren, geht er in einen Zustand über, der Ketose genannt wird. Dieser Zustand ist, wenn Ihr Körper auf all sein gespeichertes Fett zurückgreift und daraus Ketonkörper produziert. Diese Ketonkörper fungieren dann als Energiequelle, die Ihr Körper braucht, um zu funktionieren und nehmen den Platz der Kohlenhydrate ein, die das normalerweise tun würden. Sie werden vielleicht zunächst skeptisch sein und denken, wie Ihr Körper das selbst bewerkstelligen kann, aber es ist ein natürlicher Instinkt und hat seit Anbeginn der Zeit stattgefunden. Viele Tiere nutzen die Ketose, um lange Zeiträume ohne eine ausreichende Energiequelle zu überleben, und wenn das nicht überzeugend genug ist, sind die Vorteile sicher das, was verkauft.

Eine Reihe von Studien[1] haben die zahlreichen Vorteile der Keto-Diät gezeigt, von der Gewichtsabnahme, gesenktem Insulin- und Cholesterinspiegel bis hin zur Prävention und Behandlung von Diabetes und sogar Krebs! Es ist wirklich kein Wunder, warum sie in den letzten Jahren so viel Anerkennung und Lob erhalten hat.

Die Methode, diese Diät anzugehen, ist wie jede andere. Sie erfordert Entschlossenheit und Opferbereitschaft. Sie

---

[1] (Mawer, 2018)

müssen aufhören, all diese kohlenhydrathaltigen Gerichte zu essen, die Sie lieben, und sich für gesündere Optionen entscheiden. Sobald Sie in der Lage sind, das zu tun, wird Ihr Körper entsprechend reagieren und Sie werden beginnen, die Vorteile zu ernten.

Hier erfahren Sie, wie Sie die Keto-Diät beginnen und beibehalten können[2], um sicherzustellen, dass Sie zu den Glücklichen gehören, die all die wundersamen Vorteile ernten:

1. Graben Sie etwas

Bevor Sie mit einer Diät beginnen, sollten Sie sich zunächst über alles informieren, was Sie darüber wissen können. Dazu gehören die richtige Art und Weise, die Vorteile, aber auch die gesundheitlichen Risiken und alle Opfer, die Sie bringen müssen. In den meisten Fällen ist es am besten, wenn Sie sich vor Beginn einer Diät bei Ihrem Arzt erkundigen, ob Sie die Diät tatsächlich durchführen können. Meistens geraten Menschen in schlechte Situationen, wenn sie sich entscheiden, es selbst zu tun, ohne medizinischen Rat einzuholen. Eine andere Sache ist, sicherzustellen, dass Sie bereit sind, es zu tun - das heißt, Sie müssen sich ein Ziel setzen, sich darauf

---

[2] (Spritzler, 2016)

vorbereiten und es durchziehen, bis Sie das gewünschte Ergebnis erreicht haben. Wenn Sie planen und sich über die Diät auf dem Laufenden halten, z. B. über aktuelle Forschungsergebnisse, Anpassungen und Verbesserungen, geben Sie sich selbst die beste Chance, Fortschritte zu machen.

2. Reduzieren Sie Ihre Kohlenhydrate und maximieren Sie Ihre gesunden Fette und Proteine

Sobald Sie sich für die Keto-Diät entschieden haben, stellen Sie sicher, dass Sie es richtig machen. Das bedeutet, dass Sie die Anzahl der Kohlenhydrate, die Sie täglich essen, einschränken, sicherstellen, dass Sie so viele gesunde Fette wie möglich essen und auch sicherstellen, dass Sie genug Eiweiß und Ballaststoffe in Ihre Ernährung bekommen. Um sicherzustellen, dass Sie diese Beschränkungen einhalten, müssen Sie in neue Lebensmittel und neue Arten des Kochens und Essens investieren, worauf Sie vorbereitet sein sollten, wenn Sie ein wählerischer Esser sind.

3. Üben Sie!

Wenn Sie während der Keto-Diät Sport treiben, können Sie die Ketose schneller erreichen. Das liegt daran, dass Sie beim Sport alle Glykogenspeicher aufbrauchen, was bedeutet, dass Sie diese wieder auffüllen müssen, wenn Sie Kohlenhydrate zu sich nehmen. Bei der Keto-Diät hingegen essen Sie wenig bis gar keine Kohlenhydrate, und das bedeutet, dass Ihr Körper auf natürliche Weise in die Ketose geht, um zu versuchen, seine eigenen Energiequellen zu nutzen. Das heißt, wenn Sie trainieren, beschleunigen Sie im Grunde diesen Prozess.

4. Kombinieren Sie es mit Fasten

Eine weitere Möglichkeit, Ihre Ketose zu beschleunigen, ist das Fasten. Fasten wird sehr oft mit der Keto-Diät gepaart, weil es noch einmal die Menge der Nahrung begrenzt, die Sie zu sich nehmen. Das bedeutet, dass Ihr Körper nicht die Energie bekommt, die er zum Funktionieren braucht, und so schaltet sich sein Backup-System ein und drängt Sie in die Ketose.

5. Anpassungen vornehmen

Nicht alle Menschen können von Anfang an fasten oder eine extrem strenge kohlenhydratfreie Diät einhalten. Es braucht Zeit und Energie, um es speziell für Sie richtig zu machen. Erwarten Sie nicht zu schnell zu viele Ergebnisse, denn es ist ein Prozess, der einige Wochen braucht, um zu greifen. Wenn etwas nicht für Sie funktioniert, nehmen Sie Änderungen vor. Wenn Sie das Gefühl haben, dass Sie sich nicht von den gewohnten Lebensmitteln fernhalten können, ergänzen Sie diese mit Lebensmitteln, die gesünder sind und Sie trotzdem zufrieden stellen. Es geht nur darum, Änderungen vorzunehmen und sicherzustellen, dass Sie eine Balance finden, die für Sie funktioniert.

Kapitel 2: Zutaten, Backfähigkeiten und Werkzeuge

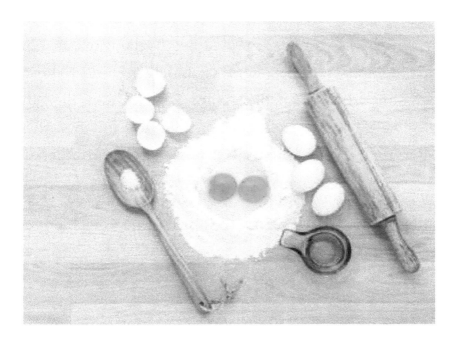

Inhaltsstoffe und ihr Nährwert

Mehl

Nun, wenn wir den Begriff "Brot" sehen, läuten automatisch einige Alarmglocken. Erstens ist Brot bekanntlich eine der Hauptquellen für Kohlenhydrate für die meisten Menschen und zweitens wird das meiste Brot immer einen hohen Mehlanteil enthalten. Normales Mehl, das aus Weizen hergestellt wird, ist ein sehr komplexes

Kohlenhydrat, da es stark verarbeitet wurde. Für die Keto-Diät bedeutet dies, dass fast alle Lebensmittel, die normalerweise Mehl enthalten würden, fast immer eingeschränkt sind. Wir haben jedoch Glück - denn moderne Technologie und innovatives Denken haben Low-Carb-Mehlalternativen hervorgebracht. Diese Alternativen sind wirklich wichtig, wenn Sie möchten, dass Ihre Keto-Diät-Lebensmittel Spaß machen und Ihnen vertraut sind, ohne den ganzen zusätzlichen Kohlenhydratgehalt.

Eine der ersten Zutaten, mit denen sich ein Keto-Diätetiker vertraut machen sollte, sind die verschiedenen Varianten von **Mehl:**

- **Mandelmehl und Mandelschrot**

Mandelmehl ist aufgrund seiner glutenfreien Eigenschaft sowie seines herrlichen Mandel-Nuss-Geschmacks äußerst vielseitig beim Backen einsetzbar. Es wird einfach durch das Zermahlen von blanchierten (hautlosen) Mandeln zu einem Pulver hergestellt. Mandelmehl wird am häufigsten als direkter Ersatz für normales Weizenmehl verwendet und kann somit in fast allen Rezepten eingesetzt werden. Mit der zunehmenden Popularität der Keto-Diät und dem Bedarf an einem Mehlersatz ist es in fast allen Lebensmittelgeschäften oder Reformhäusern erhältlich. Was noch besser ist: Wenn Sie es selbst herstellen möchten, können Sie das! Es ist so einfach, wie einige Mandeln zu blanchieren, sie vollständig zu trocknen und sie dann in eine Küchenmaschine oder Kaffeemühle zu geben, bis sie ein feines Pulver werden.

Mandelmehl unterscheidet sich von Mandelmehl dadurch, dass seine Konsistenz etwas körniger ist. Es wird auch nicht mit blanchierten Mandeln hergestellt, stattdessen werden die Mandeln mit der Schale zu einer leicht krümeligen Textur gemahlen. Mandelmehl kann verwendet werden, um eine knusprigere Textur in Lebensmitteln zu erreichen und wird typischerweise in Krusten und Böden verwendet.

Es enthält in der Regel 4 Gramm Kohlenhydrate, 50 Gramm Fett, 20 Gramm Eiweiß und 10 Gramm Ballaststoffe, was etwa 600 Kalorien pro 100 Gramm entspricht.

- **Kokosnussmehl**

Es ist nicht nur sehr nahrhaft mit hohen Mengen an Ballaststoffen, Eiweiß sowie gesunden Fetten, sondern es schmeckt auch köstlich. Es hat auch eine geringe Menge an Kohlenhydraten, was es ideal für die Keto-Diät macht. Es wird aus dem Fleisch der Kokosnuss hergestellt und ist in der Regel ein Nebenprodukt der Kokosmilch, da das Fleisch mit Wasser vermengt und dann abgelassen wird, wobei die Flüssigkeit zur Milch wird. Das übrig gebliebene Fleisch wird dann zum Dehydrieren in einen Ofen gegeben und langsam getrocknet, bis es eine pulverförmige Konsistenz annimmt. Aufgrund seines köstlichen Geschmacks kann es sowohl für herzhafte als auch für süße Gerichte verwendet werden und ist in der Regel in jedem gut sortierten Geschäft zu finden. Sein subtiler Geschmack macht es zu einer großartigen Basis für die meisten Gerichte und dient als Bindemittel für die anderen Zutaten. Obwohl es die Fähigkeit hat, Wasser und andere flüssige Substanzen zu absorbieren, erzeugt es keine Feuchtigkeit, sondern ermöglicht anderen Zutaten, eine dichte Konsistenz zu bilden.

100 Gramm Kokosmehl würden etwa 500 Kalorien mit 30 Gramm Kohlenhydraten, 20 Gramm Eiweiß, 5 Gramm Fett und 30 Gramm Ballaststoffen enthalten.

- **Leinsamenmehl**

Leinsamen, auch bekannt als Leinsamen, ist ein glänzender brauner Samen[3], der in der gleichnamigen Pflanze vorkommt. Er enthält eine große Anzahl von gesundheitlichen Vorteilen und kann sogar (laut Forschung) einige Krankheiten und Leiden wie Krebs und Diabetes verhindern und behandeln. Das Mehl wird durch einfaches

---

[3] (Magee, n.d.)

Zermahlen der Leinsamen hergestellt, bis eine pulvrige Konsistenz erreicht ist, und kann in den meisten Gerichten auf täglicher Basis verwendet werden. Es hat einen nussigen und erdigen Geschmack, der nicht zu aufdringlich ist und kann als tolle Alternative für Weizenmehl verwendet werden.

In 100 Gramm Leinsamen finden Sie etwa 200 Kalorien, 12 Gramm Ballaststoffe, 3 Gramm Kohlenhydrate und 10 Gramm Protein.

Butter

Die nächste wesentliche Zutat in einer Keto-Küche ist **Butter** [4]. Aufgrund ihres hohen Fettanteils ist ihr Kaloriengehalt recht hoch (ca. 600 Kalorien pro 100 Gramm), und daher sollte sie in Maßen verwendet werden. Trotzdem bleibt sie eine Quelle für gutes Fett und kann immer noch als gesundes und nahrhaftes Lebensmittel angesehen werden. Da Butter im Wesentlichen nur aus Milchfett besteht, hat sie praktisch überhaupt keine Kohlenhydrate. Das bedeutet, dass sie eine großartige geschmackliche Ergänzung zu den meisten Keto-basierten Rezepten ist. Einige der Buttersorten, die ketofreundlicher sind, sind:

---

[4] (Hamzic, n.d.)

- **Grasgefütterte Butter**

Im Gegensatz zu getreidegefütterter Butter bedeutet grasgefütterte Butter, dass die Kuh nur reines und frisches Gras gefressen hat. Das bedeutet, dass die von ihr produzierte Milch keine anderen Substanzen wie Chemikalien oder Hormone enthält, die normalerweise in Getreide zu finden sind. Aufgrund der vollkommen natürlichen Natur der Herstellung von grasgefütterter Butter wird sie zu einer gesünderen Option, die man verwenden kann. Was sie noch besser macht, ist, dass sie eine höhere Menge an Omega-3-Fettsäuren sowie eine viel höhere Menge an CLA (konjugierte Linolsäure, die eine essentielle Fettsäure ist, die den Abbau von Fett und den Aufbau von Muskeln im Körper ermöglicht) als gewöhnliche, mit Getreide gefütterte Butter enthält.

- **Ghee oder geklärte Butter**

Geklärte Butter ist die reinste Form von Butter, da sie keine Milch oder Eiweißanteile enthält. Sobald sie zu reiner Butter eingekocht ist, wird sie geklärt und kann für die Zubereitung von Gerichten verwendet werden, die sich für Menschen mit Laktoseintoleranz und Veganer eignen. Wenn die geklärte Butter weiter einbrennt, um einen nussigeren Geschmack und eine längere Haltbarkeit (bis zu einem Jahr!) zu erreichen, wird sie zu

Ghee. Ghee stammt ursprünglich aus Indien und ist eine hervorragende Ergänzung zu Backwaren.

Ein Esslöffel (14 Gramm) grasgefütterter Butter oder Butter-schmalz enthält in der Regel etwa 100 Kalorien, 0,3 Gramm Cholesterin und keinen Zucker oder Kohlenhydrate.

Einige Buttermarken, auf die Sie achten sollten:

1. Importierte Butter aus Island namens *Smjor* oder aus Deutschland namens *Allgau*. Obwohl ihre Preise ein wenig teurer als die anderer Marken erscheinen mögen, ist dies die Marke, die Sie brauchen, wenn Sie nach Qualität suchen. Sowohl *Smjor* als auch *Allgau* sind hochwertige grasgefütterte Butter, die den größten Nährwert bietet.

2. Wenn Sie nach einer anderen nur grasgefütterten Marke suchen, ist *Organic Valley* eine von ihnen. Der Nachteil hier ist, dass diese Butter nur bei wärmerem Wetter produziert wird, damit die Kühe mit Gras gefüttert werden können. Das bedeutet, dass Sie sich möglicherweise für die kälteren Jahreszeiten eindecken müssen.

3. Wenn Sie jedoch nach der günstigsten Option suchen, ist *Kerrygold die richtige Wahl* für Sie. Auch wenn die Butter in den Wintermonaten mit

Getreide gefüttert wird, ist diese Butter das ganze Jahr über zu einem günstigen Preis erhältlich.

Süßstoffe

Backen und Naschen wäre nicht dasselbe, wenn es nicht auch etwas Süßes gäbe. Sicher, auch herzhafte Produkte sind köstlich, aber ein knuspriger Keks hat einfach etwas, das den Geschmack trifft (Wortspiel beabsichtigt). Die nächste wichtige Zutat sind **Süßstoffe**[5]. Einige, die in der Keto-Diät verwendet werden können, sind:

- **Stevia**

Stevia ist eine Substanz, die aus einer Pflanze namens *Stevia Rebaudiana* gewonnen wird. Das Tolle an ihr für die Keto-Diät ist die Tatsache, dass sie fast keine Kohlenhydrate oder Ballaststoffe enthält. Sie können es in den meisten Geschäften sowohl in Pulverform als auch in flüssiger Form kaufen. Wenn Sie es als Ersatz für Zucker verwenden, achten Sie darauf, nur 5 Gramm Stevia pro 200 Gramm Zucker zu ersetzen, denn es ist viel süßer als Zucker und wird Ihr Gericht aus dem Gleichgewicht bringen, wenn Sie es nicht entsprechend ersetzen.

Stevia enthält keinen Nährwert.

---

[5] (Link, 2018)

- **Erythritol**

Dieser Zucker-Alkohol wird hauptsächlich wegen seiner Zusammensetzung verwendet, die verhindert, dass er vollständig als Zucker absorbiert wird. Das bedeutet, dass er weniger Kalorien hat und auch die Menge an Zucker, die Ihr Körper aufnimmt, senkt. Im Grunde erhalten Sie also eine Substanz, die genau wie Zucker schmeckt, nur ist sie viel gesünder! Es kann problemlos in allen Zuckerrezepten ersetzt werden und kann als granulierte Substanz, ähnlich wie Zucker, in den meisten Reformhäusern und Backshops gekauft werden.

In 100 Gramm Erythrit finden Sie etwa 350 Kalorien sowie 80 Gramm Kohlenhydrate.

- **Mönchsfrucht-Extrakt**

Wie der Name schon sagt, ist Mönchsfrucht-Extrakt eine Substanz, die aus einer Weinfrucht namens Mönchsfrucht gewonnen wird. Diese Frucht besteht aus natürlichen Zuckerverbindungen, die Mogroside genannt werden. Die daraus extrahierte Substanz enthält keine Kohlenhydrate oder Kalorien und dies ist für die Aufrechterhaltung einer Keto-Diät unerlässlich. Es ist ein natürliches Süßungsmittel, das tatsächlich bis zu 200 Mal süßer als Zucker sein kann! Das bedeutet, dass Substitutionen vorsichtig vorgenommen werden sollten, wobei etwa die Hälfte der Menge des Extrakts anstelle von Zucker verwendet werden sollte. Wenn ein Rezept zum Beispiel 200 Gramm Zucker erfordert, würden Sie 100 Gramm Mönchsfruchtextrakt verwenden. Dies hängt jedoch ganz von Ihnen und dem Rezept ab, dem Sie folgen.

Dieser Extrakt enthält keine Kohlenhydrate, Zucker oder Nährwerte.

- **Chicorée-Wurzel Faser**

Die Zichorie ist eine schöne lilafarbene krautige Pflanze, die üblicherweise als Teekorn verwendet wird, aber ihre Wurzeln gewinnen aufgrund ihrer süßenden Eigenschaften an Aufmerksamkeit. Die aus der Zichorienwurzel extrahierten Ballaststoffe bestehen zu fast 98% aus löslichen Ballaststoffen. Das bedeutet, dass sie nicht nur wegen ihres Süßungsmittels eine hervorragende Ergänzung für Keto-Rezepte ist, sondern auch, weil sie ziemlich gesund ist. Achten Sie bei der Verwendung darauf, dass Sie mit flüssigen Substanzen etwas nachsichtiger sind als sonst, da Zichorienwurzel-Extrakt dazu neigt, bei Feuchtigkeit gummiartig zu werden. Er ist in Reformhäusern erhältlich und meist als dunkelbraunes Pulver verpackt.

Chicorée-Wurzel-Faser enthält kleine Mengen an Fetten, aber wenig bis keine Kohlenhydrate.

Hefe

Für die Keto-Diät ist **Nährhefe eine** großartige Ergänzung zu Rezepten für Brot und andere Backwaren. Im Gegensatz zu aktiver Hefe, ist Nährhefe inaktiv und enthält viele vorteilhafte Aspekte. Diese umfassen:

- Hohe Mengen an Protein. Wenn es in einem täglichen Keto-Snack verwendet wird, kann es die Menge an Protein, die Sie täglich aufnehmen, erhöhen.

- Vitamin B12, das normalerweise in Fleisch enthalten ist, ist ein lebenswichtiges Vitamin, das viele aufgrund ihrer Ernährung nicht auf natürliche Weise erhalten können. Nährhefe enthält jedoch eine enorme Menge davon! In nur einem Esslöffel enthält Nährhefe 5 Mikrogramm B12, was der doppelten Menge entspricht, die ein durchschnittlicher Erwachsener täglich benötigt.

- Es ist arm an Kohlenhydraten und Zucker, was es zur idealen Keto-Backzutat macht

- Es hilft bei der Verdauung und ist außerdem antiviral

- Es ist glutenfrei

Flohsamenschalen-Pulver

Da diese Diät streng glutenfreie Rezepte und Zutaten erfordert und wir die meisten normalen Kohlenhydratzutaten durch ketofreundliche ersetzen konnten, sollten wir auch in der Lage sein, Gluten zu ersetzen. Hier kommt Flohsamenschalenpulver ins Spiel. Es wird aus den Samen der Plantago-Pflanze gewonnen und ist sehr faserig. Das Tolle daran ist, dass es das Gluten perfekt ergänzt, indem es sich genau so verhält, wie es in Rezepten vorkommt. Gluten wirkt wie ein Klebstoff, der die Zutaten zusammenhält und verbindet, und das tut Flohsamenschalenpulver auch.

Keto-Backpulver

Backpulver enthält in der Regel eine Stärke, die den anderen Zutaten (Backpulver und Weinstein) hilft, zu reagieren und Luftblasen zu bilden. Diese Luftblasen sind es, die Backwaren leicht und fluffig machen. Bei der Keto-Diät wird Stärke jedoch Ihre Ketose drastisch unterbrechen und muss um jeden Preis vermieden werden. Aus diesem Grund stellen Sie bei der Verwendung von

Keto-Backpulver Ihr eigenes her und lassen die Stärke weg. Das bedeutet, dass Ihr selbstgemachtes Backpulver ein Teil Backpulver zu zwei Teilen Weinstein enthält, wobei der Weinstein die entfernte Stärke ausgleicht. Dadurch entsteht jedoch eine säurehaltigere Mischung, aber in Anbetracht der Tatsache, dass die meisten Rezepte nur etwa einen Esslöffel Backpulver verlangen, ist die Menge an Säure, die dabei entsteht, nicht schädlich oder schädlich für das Rezept.

Eier

Eier sind der Klebstoff, der die meisten gebackenen Gerichte zusammenhält, im wahrsten Sinne des Wortes! Sie helfen dabei, die trockenen und feuchten Zutaten zu kombinieren, damit sie zu einem einheitlichen Teig werden und sie helfen auch, das Endprodukt glatt und cremig zu machen. Das Tolle an Eiern für die Keto-Diät ist, dass sie die kleinste Menge an Kohlenhydraten enthalten, die 0% unseres Tageswertes ausmachen. Ein großes Ei von etwa 50g hat etwa 70 Kalorien, enthält 180 Mikrogramm Cholesterin und unterschiedliche Mengen an guten Fetten, die insgesamt etwa 5g ausmachen. Es ist nicht nur eine großartige Backzutat, sondern auch ein wirklich tolles Element für die Keto-Diät im Allgemeinen.

Milch

Kuhmilch enthält große Mengen an Laktose. Laktose ist im Wesentlichen Kohlenhydrate und Zucker und macht Milch daher nicht so toll für die Keto-Diät. Dies gilt leider für alle Milchprodukte. Denken Sie also nicht, dass Magermilch oder fettarme Milch für die Keto-Diät in Ordnung ist. Eine Tasse Kuhmilch enthält etwa 10 Gramm Kohlenhydrate, und in Rezepten wird meist mehr als nur eine Tasse verlangt, also stellen Sie sich vor, wie viele Kohlenhydrate Sie hinzufügen würden! Es gibt jedoch eine Lösung, und wie Mehl, Milch kann effektiv und ziemlich lecker [6]mit ersetzt werden:

- **Kokosnuss-Milch**

Obwohl Kokosmilch ein paar Kohlenhydrate enthalten kann (mit ein paar meine ich nur ein oder zwei), ist sie dennoch eine gute Option und wird Sie nicht aus der Ketose bringen, solange sie ungesüßt ist. Gesüßte Varianten enthalten zahlreiche Zusatzstoffe, die zweifellos Ihre Kohlenhydrataufnahme erhöhen, so dass es am besten ist, sich von ihnen fernzuhalten.

1 Tasse Kokosnussmilch enthält 45 Kalorien, 1 Gramm Kohlenhydrate, 1 Gramm Zucker und 4 Gramm Fett.

---

[6] (Siclait, 2019)

- **Hanf-Milch**

Aus den Samen der Hanfpflanze hergestellt, ist Hanfmilch aufgrund ihres Null-Kohlenhydrat-Gehalts ein großartiger Ersatz für die Keto-Diät.

1 Tasse Hanfmilch enthält 60 Kalorien und 45 Gramm Fett.

- **Sojamilch (ungesüßt)**

Sojamilch wird aus Sojabohnen hergestellt und ist eine Zusammensetzung aus Öl, Wasser und Eiweiß. Sie ist ein Nebenprodukt der Tofuherstellung und daher in den meisten Lebensmittelgeschäften leicht erhältlich. Sie ist nicht so süß wie die anderen Nussmilchen, dafür aber viel cremiger.

1 Tasse Sojamilch enthält 30 Gramm Kalorien, 2 Gramm Fett und 2 Gramm Kohlenhydrate.

- **Mandelmilch (ungesüßt)**

Am ähnlichsten dem Geschmack von normaler Kuhmilch ist Mandelmilch, die neben normaler Milch am weitesten verbreitet ist. Sie wird aus einer Mischung aus Mandeln und Wasser hergestellt und hat eine süße und cremige Konsistenz. Sie hat auch eine Reihe von gesundheitlichen Vorteilen aufgrund ihrer geringen Menge an Kalorien und ihres hohen Nährwerts. Es ist arm an Kohlenhydraten und Zucker und enthält viel Vitamin E, D sowie Kalzium. Sie ist außerdem von Natur aus laktosefrei und somit ein perfekter Ersatz für normale Milch.

1 Tasse Mandelmilch enthält 30 Kalorien, 3 Gramm Fett, 1 Gramm Zucker und 1 Gramm Kohlenhydrate

- **Cashew-Milch (ungesüßt)**

Auf die gleiche Weise wie Mandelmilch hergestellt, ist Cashewmilch vollgepackt mit Nährstoffen und ungesättigten Fettsäuren, die sich positiv auf die Gesundheit von Herz, Haut und Augen auswirken. Sie hat einen subtilen süßen und nussigen Geschmack, der eine tolle Ergänzung zu den meisten Gerichten ist.

1 Tasse Cashewmilch hat 35 Kalorien, 3 Gramm Fett, 1 Gramm Kohlenhydrate und keinen Zucker.

Geschmack und Gewürz und alles Schöne

Was wäre die Welt des Essens ohne Gewürze und Aromen? Ziemlich fade und ziemlich langweilig, denke ich. Aromen spielen eine so große Rolle für den Geschmack von Dingen, dass wir ohne sie nicht wirklich viel schmecken würden. Von Salz über Pfeffer und Zimt bis hin zu Chilis - die Art und Weise, wie wir diese Extras in unsere Gerichte einbauen, entscheidet darüber, ob sie gut schmecken oder nicht. Glücklicherweise haben viele Aromen und Gewürze nicht viel Nährwert oder Kalorien, und das bedeutet, dass wir sie so viel verwenden können, wie wir wollen, ohne ein schlechtes Gewissen zu haben und ohne den diätetischen Fortschritt zu behindern.

Bei einer Diät, besonders bei einer mit Einschränkungen, ist es manchmal schwer, strenge Regeln und Vorschriften zu befolgen, wenn die Lebensmittel, die Sie essen müssen, von einer ganz anderen Art sind, als Sie es gewohnt sind. Eine Sache, die Sie tun können, um das Essen vertrauter zu machen, ist die Verwendung von Gewürzen und Geschmacksrichtungen, an die Sie gewöhnt sind. Die Menge an Aromen und Gewürzen und alles, was dazwischen liegt, kann jedoch manchmal überwältigend sein, und so ist es wichtig, einige der Grundlagen für süße und herzhafte Gerichte zu kennen. Im Folgenden finden Sie eine Checkliste mit einigen der Grundlagen, die jeder in seiner Küche haben sollte:

Süß:

- Vanille-Extrakt oder -Essenz

- Muskatnuss (ganz oder pulverisiert)

- Zimtpulver

- Sesamkörner

- Schokolade (Chips oder Tafeln)

- Fruchtessenzen (Orange, Birne, Ananas, Mango etc.)

- Mohnsamen

Pikant:

- Salz

- Pfeffer

- Paprika

- Chili-Pulver

- Thymian (frisch oder pulverisiert)

- Rosmarin (frisch oder pulverisiert)

- Basilikum (frisch oder pulverisiert)

- Koriander (frisch oder pulverisiert)

- Minze

- Kreuzkümmel-Samen

KETO-BROT UND KETO-SNACKS BY AMIRA MIGHA

- Kardamom

- Fenchelsamen

- Ingwer (frisch oder pulverisiert)

- Knoblauch (frisch oder pulverisiert)

- Kurkuma

- Schalen von Zitrusfrüchten

Obst und Gemüse

Nehmen wir uns alle einen Moment Zeit, um unseren Eltern zu danken, wenn sie uns zwangen, unser Gemüse aufzuessen oder zu versuchen, einen Apfel pro Tag zu essen. Die meiste Zeit brauchen wir viel zu lange, um zu erkennen, wie wichtig Obst und Gemüse sind. Dies _ wurde uns von klein auf eingebläut und es ist ehrlich gesagt keine Überraschung, wenn man sieht, wie nützlich sie für unseren Körper sind. Sie sind reich an Ballaststoffen und enthalten Vitamine und Nährstoffe, die für das reibungslose Funktionieren unserer inneren Systeme unerlässlich sind. Die Obst- und Gemüsesorten, die am besten für uns sind und voller Antioxidantien und Ballaststoffe stecken, sind normalerweise die am stärksten pigmentierten. Daher sollten helle und kräftige Farben immer in allen Mahlzeiten enthalten sein, egal ob es sich um das Frühstück, einen Snack oder das Abendessen handelt.

Wenn es um Früchte geht, wird es ein wenig knifflig, denn viele Früchte sind süß und das bedeutet in der Regel, daß sie einen gewissen Zuckergehalt haben. Um zu vermeiden, dass der Zuckergehalt von Früchten Ihre Ketose unterbricht, sollten Sie sich für Früchte entscheiden, die einen relativ niedrigen Zuckergehalt haben - und ja, die gibt es. Eine Frucht wird zu einer Low-Carb-Frucht, wenn ihr Wasser- und Ballaststoffgehalt den Zuckergehalt überwiegt, wodurch es weniger wahrscheinlich ist, dass sie als Kohlenhydrat absorbiert wird. Früchte sind ein wesentlicher Bestandteil einer gesunden Ernährung, weil sie so viele Ballast- und Nährstoffe enthalten und außerdem sehr leicht in die meisten Mahlzeiten und Snacks integriert werden können. Einige von ihnen allein, dienen als eine ganze Mahlzeit selbst. Einige Früchte mit niedrigem Zuckergehalt sind:

- Wassermelone (arm an Kohlenhydraten und vollgepackt mit Wassergehalt und Vitamin A)

- Oliven (reich an Ölsäure und einfach ungesättigten Fetten)

- Zitrone und Limette (reich an Vitamin C und hält den pH-Wert des Körpers aufrecht)

- Kokosnuss (reich an Nährstoffen und Ballaststoffen)

- Erdbeeren, Himbeeren, Blaubeeren, Brombeeren (stecken voller Antioxidantien und Vitamin C und haben außerdem einen niedrigen Kohlenhydratgehalt)

- Avocados (arm an Kohlenhydraten und reich an einfach ungesättigten Fetten)

- Cantaloupe (arm an Kohlenhydraten und Fruktose)

- Pfirsiche (arm an Kohlenhydraten und reich an Antioxidantien)

- Nüsse wie Pekannüsse, Erdnüsse, Pistazien, Macadamianüsse, Walnüsse, Haselnüsse, Mandeln (wenig Kohlenhydrate und viele Ballaststoffe, sollten aber in Maßen verzehrt werden)

Gemüse, insbesondere solches mit hohem Ballaststoffgehalt, ist ein wesentlicher Bestandteil der Keto-Diät. Indem Sie es in Ihre täglichen Mahlzeiten einbauen, stellen Sie sicher, dass Sie alle Nährstoffe erhalten, die Sie für den Tag benötigen. Sie sind arm an Kohlenhydraten und reich an Ballaststoffen, was sie zur idealen Zutat für die meisten Ihrer pflanzlichen Rezepte macht.

Einige wichtige kohlenhydratarme Gemüsesorten sind[7]:

- Paprika (enthalten die Vitamine A und C und helfen, Entzündungen zu reduzieren)

- Pilze (kohlenhydratarm und haben entzündungshemmende Eigenschaften)

- Spinat (hält Ihr Herz und Ihre Augen gesund) und Grünkohl (extrem reich an Antioxidantien)

- Sellerie (kohlenhydratarm und enthält Anti-Krebs-Eigenschaften)

- Blumenkohl (enthält wenig Kohlenhydrate und hohe Mengen an Vitamin C und K) und Brokkoli (enthalten Vitamin C und K und können helfen, die Insulinresistenz zu verringern)

- Gurken (enthält wenig Kohlenhydrate und hält Ihr Gehirn gesund)

---

[7] (Spritzler, 2018)

- Grüne Bohnen (enthält eine hohe Menge an Antioxidantien)

- Rosenkohl (kann das Krebsrisiko senken)

- Tomaten (reich an Kalium)

- Radieschen (kohlenhydratarm und enthalten Anti-Krebs-Eigenschaften)

- Kopfsalat (enthält die Vitamine A, C und K und ist außerdem das Gemüse mit den wenigsten Kohlenhydraten!)

- Kohl (hoch in Vitaminen C und K)

- Zwiebeln (senkt den Blutdruck und den Cholesterinspiegel)

- Zucchini (vollgepackt mit Nährwerten und wenig Kohlenhydraten)

- Aubergine (enthält Antioxidantien, die das Herz und das Gehirn schützen)

Backfähigkeiten, Techniken und Werkzeuge, die Sie benötigen

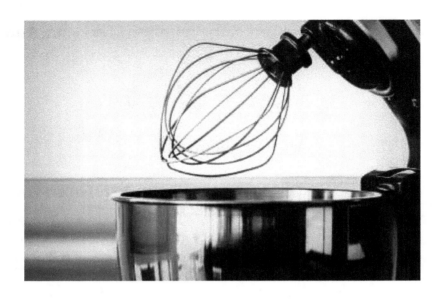

Backen macht aufgrund seiner therapeutischen Komponente süchtig. Es fängt damit an, dass man sich entscheidet, was man zubereiten möchte, dann bereitet man die Zutaten vor, und schließlich ist es ein erfüllendes Gefühl, die fertige Produktion in all ihrer Pracht zu sehen. Wenn man sich so sehr auf die Zubereitung von Speisen konzentriert, vergisst man andere Dinge und die Zeit vergeht schnell, weshalb viele Menschen Kochen und Backen als Flucht aus ihrem hektischen, stressigen Leben nutzen. Das bedeutet aber auch, dass fast jeder ein Gericht zubereiten kann, wenn er es wirklich will. Es ist eine einfache Anwendung von Wissen und wenn Sie einmal mit den Grundlagen beginnen, werden Sie in kürzester Zeit durch die meisten Rezepte segeln. Einige

Dinge, mit denen Sie sich vertraut machen müssen, sind Backfertigkeiten und -techniken, die Sie möglicherweise benötigen, sowie einige der Werkzeuge, die Sie verwenden müssen. Wenn Sie ihre Namen und Zwecke kennen, können Sie Ihr Wissen in die Praxis umsetzen und hoffentlich ein wunderbar köstliches Endprodukt herstellen.

Hier finden Sie eine Checkliste der Werkzeuge [8]und Geräte, die Sie benötigen:

☐ Ein Ofen - hoffentlich haben Sie einen Ofen, mit dem Sie einigermaßen vertraut sind. Wenn nicht, kann es ein paar Versuche brauchen, um die Temperaturen und Zeiten richtig einzustellen, aber Übung macht den Meister. Obwohl einige Gerichte in einem Mikrowellenherd gekocht werden können, werden die besten Ergebnisse oft mit einem einfachen konventionellen Ofen erzielt.

☐ Messbehälter - ob Tassen, Löffel oder Krüge, diese sind beim Kochen oder Backen unverzichtbar, da die meisten Rezepte genaue Messungen erfordern, also stellen Sie sicher, dass Sie genügend Behälter haben, um mehr als eine Sache auf einmal ab-

---

[8] (Beck, 2019)

zumessen.

☐ Löffel und Spatel - die drei Arten von Löffeln oder Spateln, die Sie benötigen, sind: ein Holzlöffel zum Rühren und Mischen, ein Gummispatel zum Mischen und Schaben und ein Metallspatel zum Wenden und Entfernen fertiger Produkte. Sie sollten mehr als einen von jedem Typ kaufen, damit Sie genug zum Arbeiten haben, falls einer bereits für etwas anderes verwendet wird.

☐ Schneebesen - zum Verquirlen und Zusammenmischen von feuchten und trockenen Zutaten

☐ Kochpinsel - wird verwendet, um Speisen vor dem Kochen gleichmäßig mit Fett zu bestreichen und um Gebäck und Teige vor und nach dem Erhitzen leicht mit Ei oder Butter zu bestreichen.

☐ Schere - praktisch zum Öffnen von Zutatenverpackungen, zum Schneiden von Backblechen oder zum schnellen Zerschneiden von Zutaten.

☐ Nudelholz - zum Ausrollen von Teigen und Krusten

☐ Sieb - zum Aussieben von trockenen Zutaten sowie

zum Abtropfen von Flüssigkeiten aus Feststoffen

☐ Messer - eine ganze Reihe von Messern dienen den unterschiedlichsten Zwecken. Ein großes scharfes Kochmesser wird zum Schneiden und Würfeln von Zutaten verwendet, während kleinere Messer zum Schälen und Enthäuten von Zutaten verwendet werden können

☐ Backformen, Bleche (für Muffins und Cupcakes), Bleche (für Kekse) und Töpfe - kommen in der Regel in verschiedenen Formen und Größen, die in der Regel bestimmen, wie lange Sie bestimmte Dinge zu backen haben, so stellen Sie sicher, dass Sie eine schöne Vielfalt zu arbeiten haben.

☐ Mixer - dies kann entweder einer sein, den Sie selbst halten, oder einer, der auf seinem eigenen steht, aber so oder so ist es sehr wichtig, in einen zu investieren. Es wird sich als nützlich erweisen, um Zutaten für Teige und Rührteige gründlich zu mischen und zu kombinieren.

☐ Pergamentpapier und Backspray - ein wesentlicher Teil der Vorbereitung, um sicherzustellen, dass Ihre Leckereien nicht ruiniert werden, indem sie an ihren Blechen oder Formen kleben.

- Alufolie - wird zum Abdecken verschiedener Gerichte verwendet

- Reibe und Entsafter - praktisch, wenn Zutaten gerieben oder entsaftet werden müssen

- Ramekins - praktisch für individuell zubereitete Gerichte und großartig für Torten und Puddings

- Digitale Waage - eine enorme Zeit- und Arbeitsersparnis, die Ihnen präzise Messungen ermöglicht, um sicherzustellen, dass Sie alle Verhältnisse richtig haben

- Thermometer - zur Überprüfung der Innentemperatur von Backwaren

Sobald Sie mit den oben genannten Werkzeugen ausgestattet sind, ist es wichtig, dass Sie sich mit ein paar sehr grundlegenden Backfähigkeiten [9]und -techniken[10] vertraut machen. Der Rest entwickelt sich im Laufe der Zeit und wird ein natürlicher Teil davon, wie Sie Ihre eigene individuelle Art, Dinge zu tun, angehen.

Für den Anfang sind hier ein paar vorbereitende Fähigkeiten aufgeführt, mit denen Sie beginnen sollten:

---

[9] (King Arthur Flour Company, n.d.)
[10] ("Grundlegende Backtechniken", n.d.)

- **Heizen Sie den Ofen vor.** In fast allen Rezepten wird ein vorgeheizter Backofen gefordert und es sollte das erste sein, worauf Sie in einem Rezept achten. In der Regel wird eine bestimmte Temperatur angegeben, auf die Sie den Ofen einstellen sollen. Wenn Sie jedoch mit Ihrem Ofen vertraut sind und wissen, wie er funktioniert, können Sie ihn auf die Temperatur einstellen, die Sie für ausreichend halten. Achten Sie darauf, das Vorheizen nicht zu vergessen, da viele Mischungen und Teige dazu neigen, zu verderben, wenn sie auf das Aufheizen des Ofens warten müssen.

- **Bereiten Sie die Backform vor.** Verwenden Sie immer Pergamentpapier oder fetten Sie die Formen ein, bevor Sie Ihre Mischungen oder den Teig hineingeben. Dadurch wird sichergestellt, dass sie nicht an den Formen kleben und nach dem Backen oder Kochen leicht entfernt werden können.

- **Stellen Sie sicher, dass Ihre Maße korrekt sind.** Wenn Sie das perfekte Ergebnis eines Biskuitkuchens erzielen möchten, den Sie unbedingt machen wollten, achten Sie immer darauf, dass Sie sich genau an die Maße des Rezepts halten. Einige Zutaten können in der

Menge reduziert oder erhöht werden, aber es ist immer am besten, sich an die Mengenangaben zu halten, um sicherzustellen, dass Ihr Gericht perfekt ausgewogen ist. Für beste Ergebnisse recherchieren Sie, wenn Sie sich bei der Umrechnung von Maßen unsicher sind, oder verwenden Sie eine Waage, um die Zutaten abzuwiegen.

Wenn Sie Obst oder Gemüse in Ihre Küche einbauen, werden Sie wahrscheinlich einige Male Begriffe wie *"würfeln"* oder *"schneiden"* lesen. Hier sind die verschiedenen kulinarischen Schnitte, auf die Sie achten sollten:

- **Würfeln** - um Zutaten in winzige und gleichmäßige kleine Würfel zu schneiden.

- **Würfeln** - um Zutaten in größere gleichmäßige Würfel zu schneiden.

- **Hacken** - um Zutaten grob in mundgerechte Stücke zu schneiden.

- **Schneiden** - eine Zutat in dünne Scheiben schneiden oder quer zur Faser schneiden, normalerweise mit einem gezackten Messer.

- **Julienne** - um die Zutaten in lange, dünne Streifen zu schneiden.

- **Zerkleinern** - Zutaten in eine sehr feine, fast pastenartige Konsistenz schneiden.

- **Chiffonade** - Schneiden von Blattgemüse in dünne, lange, bandförmige Stücke. Normalerweise werden die Blätter aufgerollt und dann in dünne Scheiben geschnitten.

Nun zum Kombinieren der Zutaten:

- **Creaming.** Dieser Prozess ist die Kombination von jeglichem Fett und jeglicher Zuckerquelle, die Sie verwenden. In der Regel sind es Butter und Zucker. Die Mischung wird kontinuierlich aufgeschlagen oder gerührt, bis eine leicht fluffige Konsistenz erreicht ist, oft ändert sich dabei auch die Farbe von gelb zu cremig.

- **Verquirlen.** Bei diesem Vorgang wird eine flüssige Zutat sehr schnell verquirlt, um eine leichtere, fluffigere Textur zu erhalten. Normalerweise wird das Eiweiß geschlagen, bis es steife Spitzen bildet. Sie verquirlen auch ganze Eier, bevor Sie sie verrühren. Dies kann von Hand mit einem Schneebesen oder mit einem Mixer geschehen, um Zeit und Mühe zu sparen.

- **Falten.** Dieser Vorgang dient dazu, trockene und feuchte Zutaten miteinander zu verbinden und dabei möglichst viele Luftblasen in der Mischung zu halten. Er sollte mit einem Schneebesen oder einem flachen Löffel durchgeführt werden. Im Wesentlichen falten Sie die trockenen Zutaten in die feuchten, indem Sie große, kontinuierliche kreisförmige Bewegungen vom Boden der Schüssel nach oben über die Oberseite der Zutaten machen.

- **Einreiben.** Dies ist, wenn kalte und feste Butter in Mehl gerieben wird, so dass Sie in der Lage sind, jedes Stück zu beschichten. Es geht nicht darum, sie zu einer Creme oder Paste zu vermischen und zu verbinden, sondern darum, sie leicht zu verreiben, bis eine grobe Brotkrumen-Konsistenz erreicht ist.

- **Kneten.** Dabei massieren Sie die Zutaten mit den Händen, damit sie sich zu einem glatten und gut eingearbeiteten Teig verbinden.

- **Mischen/Kombinieren.** Dies ist, wie der Name schon sagt, die allgemeine Praxis der Kombination von Zutaten miteinander. Wenn in der Anleitung steht "gut mischen", bedeutet dies, dass alle Zutaten gut miteinander vermischt werden sollten.

Manchmal heißt es auch "grob mischen", und das würde bedeuten, dass Sie nur ein paar Minuten lang und nicht zu lange oder gründlich mischen sollten.

- **Schütteln.** Hier schütteln Sie normalerweise zwei Zutaten, um sie miteinander zu vermischen. Ähnlich wie Sie einen Salat mit seinem Dressing oder Popcorn mit Salz schütteln.

Sobald die Zutaten gemischt und kombiniert sind, ist es an der Zeit, die Mischungen und Kombinationen zu backen. Hier sind die Techniken, die Sie kennen müssen:

- **Backen.** Klingt ziemlich einfach, oder? Sicher, alles, was Sie tun müssen, ist, das, was Sie vorhaben zu backen, in den vorgeheizten Ofen zu stellen. Manchmal verlangt ein Rezept, dass Sie das Gericht auf das obere oder untere Blech legen, aber wenn das Rezept nichts erwähnt, bedeutet es normalerweise, dass es auf das mittlere Blech gelegt werden sollte, um sicherzustellen, dass es gleichmäßig gebacken wird. Eine Sache, auf die Sie achten sollten, ist, die Backofentür nicht zu oft zu öffnen. Wenn Sie dies tun, lassen Sie die notwendige Hitze entweichen und Ihr Gericht könnte unerwünschte Eigenschaften wie Rohheit, Verbrennung oder Auslaufen in der Mitte annehmen.

- **Prüfen, ob das Gericht gar ist.** Backöfen variieren oft, sei es mit ihren Stärken oder ihrer Fähigkeit, gleichmäßig zu garen, und deshalb variiert auch die Zeit, die ein Gericht braucht, um fertig zu sein, vielleicht um ein paar Minuten. Aus diesem Grund ist es wichtig, den Gargrad selbst zu überprüfen. Normalerweise wird in einem Rezept beschrieben, wie das fertige Produkt aussehen und sich anfühlen soll, aber im Allgemeinen ändert sich die Farbe (von roh zu braun zu dunkler) und die Textur (von weich zu fest zu knusprig), sobald das Gericht von einer Mischung zu einem vollständig gebackenen oder gekochten Endprodukt wird. Bei größeren Gerichten, wie z. B. Kuchen oder Pudding, stecken Sie einen Spieß oder ein dünnes Messer in die Mitte und wenn es sauber herauskommt und keine feuchten Teile mehr anhaften, ist Ihr Gericht fertig.

- **Abkühlung.** Wenn Speisen aus dem heißen Backofen kommen, garen sie noch eine kurze Zeit, bevor sie vollständig abkühlen. Um dies zu vermeiden, ist es wichtig, die Backwaren auf ein Abkühlgitter zu geben, damit sie abkühlen bzw. den Garvorgang beenden können.

Sobald es fertig ist, um eine zusätzliche Note hinzuzufügen:

- **Schmelzen der Schokolade.** Dazu gibt es drei Methoden, bei denen Sie die Tafelschokolade in kleine Stücke hacken müssen. Sobald sie fertig ist, können Sie sie entweder schmelzen:

  1. In der Mikrowelle, in einer Glasschüssel für etwa 30 Sekunden, bis es glatt und glänzend ist.

  2. Auf dem Herd, in einem Topf, unter ständigem Rühren, bis es vollständig geschmolzen ist und glänzt.

  3. In einer Schüssel über kochendem Wasser. Die Hitze des Wassers bringt die Schokolade langsam zum Schmelzen.

Achten Sie darauf, dass Sie die Schokolade nicht überhitzen und kein Wasser in die Schokolade gelangt, da sie sonst zerfällt und verdirbt.

Kapitel 3: Zeit- und Geldspartipps

Eine Diät zu beginnen und aufrechtzuerhalten ist nicht nur stressig für Ihren Geist und Körper, sondern auch für Ihren Geldbeutel. Die Anschaffung neuer und spezieller Artikel speziell für Ihre Diät kann große Auswirkungen auf Ihr Budget haben, und deshalb ist es wichtig, immer den günstigsten Weg zu finden, wie Sie vorgehen können. Da sich dieses Buch auf das Backen von Brot und die Zubereitung von Snacks konzentriert, wird sich die folgende Liste von Zeit- und Geldspartipps darauf konzentrieren, wie Sie beim Backen und Zubereiten von Lebensmitteln während der Keto-Diät Geld und Zeit sparen können. Hier sind einige Möglichkeiten, dies zu tun:

- **Machen Sie es selbst.** Oft entscheiden wir uns für den Kauf von Fertigpackungen, nur um Zeit zu sparen, aber wir geben so viel mehr Geld für Dinge aus, die abgepackt sind, als wir denken. Im Fall von Salaten ist es viel wirtschaftlicher, Ihre eigenen frischen Zutaten auf dem Bauernmarkt zu kaufen, anstatt Produkte aus dem Regal zu kaufen, die jederzeit verwelken und verderben könnten. Obwohl Sie vielleicht etwas mehr Zeit für die Zubereitung des Salats benötigen, erhalten Sie eine weitaus bessere Qualität, wenn Sie ihn selbst machen.

- **Vermeiden Sie Verschwendung.** Eine Möglichkeit, um sicherzustellen, dass Sie das meiste aus Ihrer Zeit und Ihrem Geld herausholen, ist der richtige Umgang mit Ihren Lebensmitteln. Bewahren Sie gekochte Lebensmittel immer in luftdichten Behältern auf, um sicherzustellen, dass die gelagerten Lebensmittel lange haltbar sind und frisch bleiben. Eine weitere Sache, die Sie beachten sollten, ist, nicht zu viel Essen auf einmal zuzubereiten. Bereiten Sie immer nur so viel zu, dass Sie nicht zu viele Lebensmittel einlagern müssen und riskieren, dass sie weggeräumt und vergessen werden.

- **Kaufen Sie lose.** Kaufen Sie Artikel, die länger als drei bis vier Monate haltbar sind, in großen Mengen. Dinge wie Gewürze, Mehl, Trockenfrüchte und Nüsse sind bei richtiger Lagerung lange haltbar und in großen Mengen viel günstiger als in kleinen Mengen.

- **Bauen Sie Ihre eigenen an.** Investieren Sie in einen kleinen Kräutergarten, in dem Sie Ihre eigenen frischen Kräuter und Gewürze anbauen können. Er ist nicht sehr schwer zu pflegen und kann sogar erweitert werden, um einige Gemüsesorten wie

Tomaten und Kopfsalat anzubauen.

- **Planen Sie im Voraus.** Erstellen Sie einen Essensplan für die Woche, so dass Sie genau wissen, was Sie wann einkaufen müssen. Wenn Sie alles aufgeschrieben haben, gibt Ihnen das die Möglichkeit, Ihr Geld einzuteilen und sich auch mit Produkten einzudecken, die Sie für die ganze Woche benötigen, anstatt dies jeden Tag zu tun.

Teil 2: Keto-Brot und Keto-Snacks-Rezepte

Keto-Brot

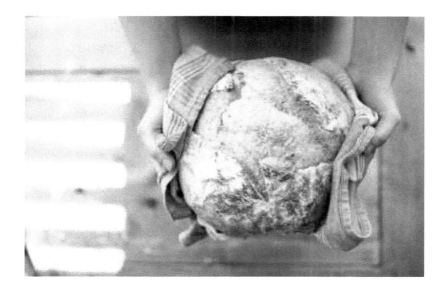

Kapitel 4: Brötchen und Bagels

Keto Burger Brötchen

Zeit: 40 Minuten

Ausbeute: 12 Brötchen

Zutaten:

- 1 Tasse Kokosnussmehl

- ¼ Tasse Flohsamenschalenpulver

- 1 ½ Teelöffel Keto-Backpulver

- 1 Teelöffel Salz (Kochsalz oder Meersalz)

- 2 große Eier

- 2 Tassen Eiweiß

- ¾ Tasse Ghee

- ¾ Tasse warmes Wasser

Wegbeschreibung:

1. Heizen Sie Ihren Ofen auf 350°F vor

2. Fügen Sie in einer Küchenmaschine die Eier, das

Eiweiß, das Ghee und das warme Wasser hinzu und stellen Sie sie auf niedrige Geschwindigkeit, um sie zu kombinieren

3. Während sich die feuchten Zutaten verbinden, fügen Sie in einer großen Schüssel das Kokosmehl, Flohsamenschalenpulver, Keto-Backpulver und Salz hinzu und mischen es gut

4. Sobald die feuchte Mischung leicht und fluffig ist, fügen Sie sie langsam zu den trockenen Zutaten hinzu und mischen Sie sie gut, bis ein Teig entsteht. Teilen Sie den Teig in 12 gleiche Teile und formen Sie mit nassen Händen 12 runde Brötchen

5. Fetten Sie ein Backblech leicht ein und legen Sie die Brötchen darauf, drücken Sie sie leicht an, damit sie flacher werden

6. Legen Sie sie in den Ofen und lassen Sie sie 25 Minuten lang backen oder bis sie leicht braun und in der Mitte gar sind. Nach dem Backen auf einem Backblech abkühlen lassen, halbieren und mit einem saftigen, fleischigen Rinderpatty und etwas Salat und hausgemachter Mayo füllen. Alternativ können Sie sie auch mit geriebenem Cheddar-Käse und Babyspinatblättern als köstliches Keto-Lunch

füllen!

Pikante Brötchen

Zeit: 40 Minuten

Ergiebigkeit: 6 Brötchen

Zutaten:

- ¾ Tasse Mandelmehl

- 2 Esslöffel Flohsamenschalenpulver

- 1 Teelöffel Keto-Backpulver

- ½ Teelöffel Knoblauchpulver

- 1 Esslöffel schwarze und weiße Sesamsamen

- ½ Teelöffel Salz (Kochsalz oder Meersalz)

- 1 großes Ei

- 2 Eiweiß

- 1 Esslöffel Zitronensaft

- 3 Esslöffel geschmolzenes Ghee

- 4 Esslöffel kochendes Wasser

Wegbeschreibung:

1. Heizen Sie Ihren Ofen auf 350°F vor

2. Mischen Sie in einer Schüssel das Mandelmehl, Flohsamenschalenpulver, Keto-Backpulver, Knoblauchpulver, Sesam und Salz zusammen

3. In einer anderen Schüssel schlagen Sie das Ei, das Eiweiß, den Zitronensaft und das Ghee zusammen, bis es hell und schaumig ist

4. Gießen Sie die feuchte Mischung in die trockene und vermengen Sie sie gründlich mit einem Plastikspatel, während Sie mischen, gießen Sie langsam das kochende Wasser hinzu, das die Zutaten weiter verbindet

5. Sobald Sie einen Teig geformt haben, teilen Sie ihn in 6 Stücke und formen Sie diese mit den Händen zu Kugeln

6. Ein Backblech mit Pergamentpapier auslegen und die Brötchen darauf legen

7. Backen Sie 30 Minuten lang oder bis sie goldbraun sind. Nehmen Sie sie vom Blech und kühlen Sie sie vor dem Servieren ab. Kann als Sandwich mit grü-

nem Blattsalat, der mit Balsamico-Essig, Olivenöl und Salz und Essig geschwenkt wurde, als köstliches Keto-Mittagessen serviert werden

Bagels und Avo

Zeit: 30 Minuten

Ausbeute: 4 Bagels

Zutaten:

- 2 Tassen Mandelmehl

- 1 Teelöffel Nährhefe

- ¼ Teelöffel Salz

- ¾ Tasse warmes Wasser

- ⅓ Tasse ungesüßte Sojamilch

- 1 Teelöffel Mohnsamen

- 1 Avocado

- Eine Handvoll Kirschtomaten

- ¼ Teelöffel schwarzer Pfeffer

Wegbeschreibung:

1. Heizen Sie Ihren Ofen auf 350°F vor

2. Mischen Sie in einer großen Schüssel Mandelmehl, Nährhefe, Salz und warmes Wasser, bis es gut eingearbeitet ist, und kneten Sie es zu einem elastischen Teig

3. Bringen Sie etwas Wasser in einem großen Topf zum Kochen

4. Während das Wasser zu kochen beginnt, teilen Sie den Bagel-Teig in 4 Stücke und formen Sie jedes Stück, indem Sie sie zu Runden formen, ein Loch in die Mitte stechen und den Teig ausdehnen, bis eine Bagel-Form entsteht

5. Sobald das Wasser kocht, reduzieren Sie die Hitze, bis es nur noch leicht zu köcheln beginnt, und legen Sie dann alle 4 Bagels in das Wasser. Lassen Sie sie für 30 Sekunden auf jeder Seite kochen und nehmen Sie sie dann heraus

6. Legen Sie ein Backblech mit Pergamentpapier aus und legen Sie dann die Bagels darauf. Pinseln Sie die Bagels mit der Sojamilch leicht ein und bestreuen Sie sie anschließend mit Mohn.

7. 25 Minuten oder bis sie goldbraun sind backen und

dann zum Abkühlen auf ein Backblech legen

8. Bestreichen Sie jeden Bagel mit Sojamilch und be-streuen Sie ihn mit Samen (Sie können Sesam und Mohn verwenden)

9. Während sie abkühlt, halbieren Sie die Avocado, entfernen Sie den Kern und schaben Sie das Ganze in eine Schüssel. Zerdrücken Sie sie mit einer Gabel und fügen Sie den schwarzen Pfeffer hinzu. Gut mischen und dann die Kirschtomaten in dünne Scheiben schneiden

10. Sobald die Bagels abgekühlt sind, halbieren Sie sie (waagerecht), schmieren etwas Avocado darauf und legen dann ein paar Scheiben Kirschtomaten darauf. Sofort servieren!

Auberginen Bagels

Zeit: 40 Minuten

Ausbeute: 4 Bagels

Zutaten:

- ⅓ Tasse Kokosnussmehl

- 1 Teelöffel Keto-Backpulver

- Salz (Kochsalz oder Meersalz)

- 2 große Auberginen

- 1 Tasse geriebener Mozzarella-Käse

- 2 große Eier

Wegbeschreibung:

1. Heizen Sie Ihren Ofen auf 400°F vor

2. Schälen Sie die Auberginen und raspeln Sie sie dann fein. Bestreuen Sie die Auberginen mit Salz und lassen Sie sie dann ca. 15 - 20 Minuten in einem Sieb stehen, um den Flüssigkeitsabfluss loszuwerden

3. Während er abtropft, vermengen Sie das Kokosmehl, das Keto-Backpulver, ½ Teelöffel Salz sowie die Eier in einer Schüssel, bis sie gut eingearbeitet sind

4. Den Mozzarella-Käse in einem kleinen Topf bei mittlerer Hitze schmelzen lassen. Solange er noch heiß ist, in die Schüssel mit der Mehlmischung und den geriebenen Auberginen geben und gut durchkneten, bis ein glatter Teig entsteht

5. Besprühen Sie ein Donut-Blech mit Kochspray oder bestreichen Sie es mit geschmolzener Butter. Teilen Sie den Teig in 4 Teile und formen Sie ihn dann um das Blech herum. Alternativ können Sie ein Back-blech mit Pergamentpapier auslegen und den Teig mit den Händen zu einer Bagelform formen

6. Das Blech für 20 Minuten in den Ofen schieben oder bis die Ränder anfangen, braun zu werden, und sofort servieren

7.

Kapitel 5: Brotlaibe

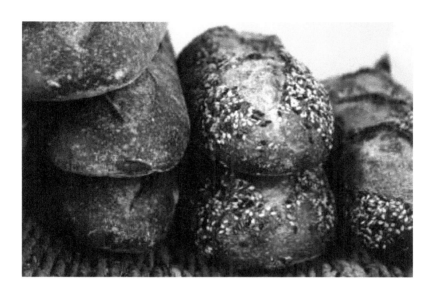

Mandelmehlbrot mit Petersilie und Knoblauchpesto

Zeit: 70 Minuten

Ausbeute: 18 Scheiben (½ Zoll dick)

Zutaten für Brot:

- 2 Tassen Mandelmehl

- 1 Esslöffel Keto-Backpulver

- ¼ Tasse Flohsamenschalenpulver

- ½ Teelöffel Salz (Kochsalz oder Meersalz)

- 1 Esslöffel Sesamsamen

- ¼ Tasse feste Butter

- 4 große Eier

- ½ Tasse warmes Wasser

Zutaten für Pesto:

- 2 ½ Tassen entstielte frische Petersilie

- 3 Zehen frischer Knoblauch/2 Esslöffel Knoblauchpulver

- ⅓ Tasse Pinienkerne

- ⅓ Tasse Olivenöl

- Salz und Pfeffer nach Geschmack

Anleitung für Brot:

1. Heizen Sie Ihren Ofen auf 350°F vor

2. Kombinieren Sie das Mandelmehl, Keto-Backpulver, Flohsamenschalenpulver und Salz in einer Schüssel und rühren Sie gut um

3. In einer separaten Schüssel die Eier aufschlagen und verquirlen, die Butter schmelzen und ebenfalls

hinzugeben. Gießen Sie das Wasser in die nasse Mischung und verquirlen Sie es gut

4. Die feuchte Mischung kurz unter die trockene Mischung heben, dabei darauf achten, dass sich viele Luftblasen bilden, aber gleichzeitig keine Klumpen der trockenen Zutaten entstehen

5. Legen Sie eine Kastenform großzügig mit Pergamentpapier aus und achten Sie darauf, dass an den Seiten genug übersteht, dann geben Sie den Brotteig hinein

6. Fetten Sie Ihre Hände mit etwas Butter ein und formen Sie das Brot, indem Sie es oben abrunden. Streuen Sie die Sesamsamen darüber und drücken Sie sie leicht an, damit sie haften bleiben

7. Stellen Sie die Form in den Ofen und backen Sie sie 60 Minuten lang. Um zu prüfen, ob der Laib fertig ist, stechen Sie mit einem dünnen Messer in die Mitte des Laibs; wenn es sauber herauskommt, ist er fertig! Die obere Schicht braucht möglicherweise ein paar Minuten länger, um wie eine Brotkruste hart zu werden

8. Lassen Sie das Brot vollständig abkühlen, bevor Sie es in Scheiben schneiden

Anleitung für Pesto:

1. Kombinieren Sie alle Zutaten in einer Küchenmaschine und mahlen Sie sie, bis sie glatt und gleichmäßig sind. Achten Sie darauf, alle 30 Sekunden anzuhalten, um die nicht verarbeiteten Teile in der Mitte zu mischen. Sobald das Pesto vollständig glatt ist, füllen Sie es in ein luftdichtes Glas und geben Sie etwas (etwa einen Teelöffel) auf eine Scheibe Brot. Verteilen Sie es gleichmäßig und genießen Sie es!

Kokosnussmehl-Brot

Zeit: 80 Minuten

Ausbeute: 16 Scheiben

Zutaten:

- 1 Tasse Kokosnussmehl

- ⅔ Tasse Leinsamenmehl

- 12 große Eier

- ¾ Tasse feste Butter

- ¼ Tasse Sesamsamen

- ¼ Tasse Kürbiskerne

- 2 Esslöffel Keto-Backpulver

- 1 Teelöffel Salz (Kochsalz oder Meersalz)

Wegbeschreibung:

1. Heizen Sie Ihren Ofen auf 325°F vor

2. Kokosmehl, Leinsamenmehl, Sesam- und Kürbiskerne, Keto-Backpulver und Salz in eine große Schüssel geben und mit einem Schneebesen gut vermischen

3. Schmelzen Sie die Butter und geben Sie sie dann in die trockene Mischung. Gut vermischen, bis das gesamte Mehl und die Butter eine krümelige Textur gebildet haben

4. Schlagen Sie alle 12 Eier in einer großen Schüssel auf und verquirlen Sie sie mit einem elektrischen Mixer, bis sie ihr Volumen verdreifacht haben. Sie möchten, dass die Eier so leicht und flauschig wie möglich werden

5. Sobald sie fertig sind, heben Sie die Eier unter die trockene Mischung, um einen Teig zu bilden. Nach ein paar Minuten sollte der Teig eindicken

6. Legen Sie eine lange Laibform mit Pergamentpapier aus und lassen Sie das Papier an allen Seiten etwas überhängen, damit Sie es nach dem Backen leicht entfernen können

7. Gießen Sie den eingedickten Teig in die Form und streuen Sie noch ein paar Sesam- und Kürbiskerne darüber. Reiben Sie Ihre Hände mit einem winzigen Stück Butter ein und formen Sie das Brot mit einer etwas höheren Mitte zu einer laibähnlichen Form.

8. Schieben Sie ihn in den Ofen und backen Sie ihn, bis er an der Oberseite braun geworden ist. Er sollte deutlich aufgehen und etwa 50 Minuten brauchen, um vollständig durchzubacken.

9. Nach 50 Minuten legen Sie etwas Alufolie darüber und schieben es für weitere 10 - 15 Minuten in den Ofen, damit das Innere durchgebacken wird. Prüfen Sie nach dem Backen mit einem Thermometer die Innentemperatur des Brotes, sie sollte etwa 170 F betragen

10. Das Brot sollte in der Pfanne abkühlen, und das Brot sollte in Ruhe gelassen werden, bis es vollständig abgekühlt ist. Sobald es abgekühlt ist, kön-

nen Sie das Pergamentpapier verwenden, um das Brot leicht aus der Pfanne zu heben. Schneiden Sie das Brot in ½-Zoll-Scheiben und essen Sie es oder bewahren Sie es bis zu 7 Tage im Kühlschrank auf

Keto Bananenbrot

Zeit: 70 Minuten

Ausbeute: 12 dicke (¾ Zoll) Scheiben

Zutaten:

- 2 Tassen Mandelmehl

- ¼ Tasse Kokosnussmehl

- 1 Esslöffel Keto-Backpulver

- 1 Esslöffel Zimtpulver

- ½ Tasse gehackte Walnüsse

- ¼ Tasse gehackte Mandeln

- ½ Tasse Erythritol

- 6 Esslöffel Butter

- 1 Esslöffel Bananenextrakt

- 4 große Eier

- ¼ ungesüßte Mandelmilch

Wegbeschreibung:

1. Heizen Sie Ihren Ofen auf 350°F vor

2. Verquirlen Sie in einer großen Schüssel das Mandelmehl, das Kokosmehl, das Keto-Backpulver, den Zimt und die gehackten Walnüsse und Mandeln

3. Schlagen Sie in einer separaten großen Schüssel mit einem elektrischen Mixer die Butter und das Erythritol auf hoher Stufe auf. Sobald die Mischung leicht und schaumig ist, verringern Sie die Geschwindigkeit, schlagen Sie die Eier ein und vermengen Sie sie gut

4. Rühren Sie die Mandelmilch und den Bananenextrakt in die feuchte Mischung und geben Sie dann die trockene Mischung ebenfalls in die Schüssel. Gründlich mischen, bis sich ein dicker Brotteig bildet

5. Legen Sie eine Kastenform großzügig mit Pergamentpapier aus (Papier steht an den Rändern

über) und geben Sie dann den Teig hinein. Glätten Sie den Teig, damit er gleichmäßig wird, und schieben Sie ihn dann für 60 Minuten in den Ofen

6. Um zu prüfen, ob der Laib gar ist, schieben Sie ein dünnes Messer in die Mitte und wenn es sauber herauskommt, ist der Laib fertig

7. Idealerweise lassen Sie den Laib einen ganzen Tag lang bei Raumtemperatur abkühlen, bevor Sie ihn anschneiden können, aber wenn Sie es vorher tun möchten, sollte der Laib vollständig in der Form abkühlen und dann können Sie ihn anschneiden

Kapitel 6: Pizzakrusten und Brotstangen

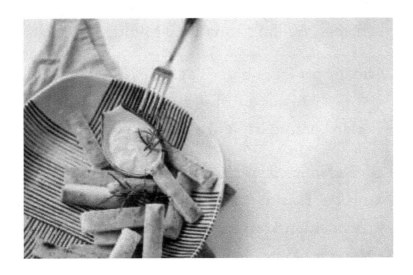

Pizzakruste aus Kokosnussmehl

Zeit: 30 Minuten

Ausbeute: 1 Pizzakruste

Zutaten:

- ⅓ Tasse Kokosnussmehl

- ¼ Tasse ungesalzene Butter

- 3 große Eier

- 1 Teelöffel Keto-Backpulver

- ¼ Teelöffel Salz (Kochsalz oder Meersalz)

Wegbeschreibung:

1. Heizen Sie Ihren Ofen auf 350°F vor

2. Vermengen Sie in einer Schüssel die Eier und die ungesalzene Butter, bis sie glatt sind

3. Kombinieren Sie in einer separaten Schüssel das Kokosmehl, das Keto-Backpulver und das Salz und verquirlen Sie es, bis es gut vermischt ist

4. Fügen Sie die trockenen Zutaten zu den feuchten hinzu und mischen Sie sie gut, bis ein weicher Teig entstanden ist

5. Sprühen Sie auf ein Pizzablech etwas Kochspray oder legen Sie es alternativ mit einer Lage Pergamentpapier aus

6. Rollen Sie den Teig auf dem Pizzablech aus, so dass er etwa ½ Zoll dick ist. Stellen Sie sicher, dass er gleichmäßig gerollt ist

7. Schieben Sie ihn in den Ofen und backen Sie ihn 20 Minuten lang oder bis er oben leicht gebräunt und knusprig, aber in der Mitte noch weich ist

8. Wenn Sie ihn sofort verwenden möchten, belegen Sie ihn mit Ihrem Pizzabelag und schieben Sie ihn

dann für etwa 5 Minuten zurück in den Ofen. Wenn Sie ihn aufbewahren möchten, legen Sie ihn zum vollständigen Abkühlen auf ein Kühlgitter und kühlen Sie ihn dann bis zu 7 Tage lang

Zucchini Pizza Kruste

Zeit: 50 Minuten

Ausbeute: 1 Pizzakruste

Zutaten:

- ¼ Tasse Mandelmehl

- 2 mittelgroße Zucchini

- Salz (Kochsalz oder Meersalz)

- 3 große Eier

- 1 Tasse geriebener Mozzarella-Käse

- 1 Esslöffel getrockneter Rosmarin

Wegbeschreibung:

1. Heizen Sie Ihren Ofen auf 350°F vor

2. Die Zucchini raspeln und dann auf einem dünnen Backblech ausbreiten, für ca. 10 Minuten in den

vorgeheizten Backofen schieben, damit sie leicht garen und trocken werden können

3. In der Zwischenzeit Mandelmehl, Eier, Mozzarella, Rosmarin und ½ Teelöffel Salz in eine Schüssel geben und gründlich vermischen. Wenn die Zucchini ausgetrocknet ist oder nach 10 Minuten, diese ebenfalls einarbeiten und einen Teig formen

4. Ein Pizzablech mit Pergamentpapier auslegen oder alternativ eine antihaftbeschichtete Pizzapfanne einfetten und den Teig darauf dünn ausrollen

5. Schieben Sie sie für 20 Minuten in den Ofen oder bis der Teig anfängt, braun zu werden. Nehmen Sie die Zucchini-Pizzakruste heraus, belegen Sie sie mit Ihrem Belag und schieben Sie sie für weitere 10 Minuten in den Ofen. In Scheiben schneiden und genießen!

Käsebrotstangen

Zeit: 30 Minuten

Ausbeute: 24 Brotstangen

Zutaten für Brotstangen

- ¾ Tasse Mandelmehl

- 1 Teelöffel Keto-Backpulver

- 1 Esslöffel Flohsamenschalenpulver

- 1 großes Ei

- ¼ Tasse Frischkäse

- 2 Tassen geriebener Mozzarella-Käse

Zutaten für den Käsebelag:

- ¼ Tasse geriebener Cheddar-Käse

- ¼ Tasse geschredderter Parmesankäse

- 1 Teelöffel Zwiebelpulver

- 1 Teelöffel Knoblauchpulver

- ¼ Teelöffel getrockneter Thymian

- Eine Prise Paprika

Wegbeschreibung:

1. Heizen Sie Ihren Backofen auf 400°F vor und stellen Sie das Backblech auf die höchste Stufe

2. Geben Sie den Frischkäse und das Ei in eine kleine Rührschüssel, bis sie sich leicht vermischen, und

stellen Sie sie dann beiseite

3. Kippen Sie das Mandelmehl, das Keto-Backpulver und das Flohsamenschalenpulver in eine größere Schüssel und rühren Sie um, bis alles vermischt ist

4. Geben Sie den Mozzarella-Käse in eine mikrowellengeeignete Schüssel und erhitzen Sie ihn in der Mikrowelle, bis er zu brutzeln beginnt. Alle 30 Sekunden herausnehmen und umrühren, damit der gesamte Käse in den Schmelzprozess einbezogen wird

5. Geben Sie die Frischkäse-Ei-Mischung sowie den Mozzarella-Käse in die Schüssel mit den trockenen Zutaten. Gut mischen und zu einem Teig kneten

6. Legen Sie ein Backblech mit Alufolie aus und drücken Sie den Teig flach, bis er die gesamte Fläche des Backblechs bedeckt. Verwenden Sie dazu Ihre Hände und Finger, damit Sie auch die engen Ränder und Ecken erreichen können. Legen Sie ihn für ein paar Minuten beiseite

7. Während der Brotstangenboden beiseite gestellt wird, kombinieren Sie den Cheddar-Käse, den Parmesan, das Zwiebel- und Knoblauchpulver sowie den Thymian und das Paprikapulver in einer

Schüssel. Schwenken Sie sie, damit der Käse und die Gewürze gut vermischt sind

8. Sobald der Belag fertig ist, streuen Sie ihn über den Brotstangenboden und schneiden Sie dann den Boden in die gewünschte Größe Ihrer Brotstangen. Teilen Sie mit einem dicken Obermesser jedes Stück leicht, damit es einzeln und nicht als ganzes Backblech gebacken werden kann

9. Schieben Sie es für 15 Minuten in den Ofen. Die Brotstangen sollten knusprig und der Käsebelag leicht braun sein, wenn er fertig ist. Warm servieren und genießen!

Zimtstangen

Zeit: 35 Minuten

Ausbeute: 20 dünne Brotstangen

Zutaten:

- ½ Tasse Mandelmehl

- ¼ Tasse Kokosnussmehl

- ¼ Tasse Erythritol

- 1 Teelöffel Keto-Backpulver

- 2 Esslöffel Zimtpulver

- 1 ½ Tasse geriebener Mozzarella-Käse

- ¼ Tasse + 3 Esslöffel geschmolzene Butter

- 1 großes Ei

- ½ Teelöffel Vanille-Essenz

- 1/2 Teelöffel Vanilleextrakt

Wegbeschreibung:

1. Heizen Sie Ihren Ofen auf 350°F vor

2. Geben Sie Mandelmehl, Kokosmehl, Erythrit und Keto-Backpulver in eine große Schüssel und vermischen Sie sie gut

3. Geben Sie die ¼ Tasse Butter und den Mozzarella-Käse bei niedriger Hitze in eine große Pfanne oder einen Kochtopf, bis der Käse schmilzt und sie sich miteinander verbinden. Sobald der Käse geschmolzen ist, aber noch einige sichtbare Schlieren aufweist, die Vanilleessenz und das Ei hinzugeben und gut verrühren

4. Geben Sie die trockenen Zutaten in die Soßenpfanne und mischen Sie, bis sich ein Teig bildet. Halten Sie es für ein oder zwei Minuten auf niedriger Hitze

5. Nehmen Sie den Teig vom Herd und kneten Sie ihn auf einer ebenen Fläche einige Minuten lang, bis er sich gleichmäßig verbunden hat

6. Ein Backblech mit Pergamentpapier auslegen

7. Rollen Sie den Teig auf einer ebenen Fläche zu einem großen Quadrat von etwa 50x50 cm aus. Bestreichen Sie die Oberfläche des Teigs mit der restlichen Butter und streuen Sie dann gleichmäßig den Zimt darüber. Falten Sie den Teig in der Hälfte und achten Sie darauf, dass er nicht bricht oder reißt. Rollen Sie den gefalteten Teig etwas flacher aus und schneiden Sie ihn in 20 gleichmäßige Streifen. Die Streifen können etwa 1 - 2 cm dick sein

8. Legen Sie die Streifen auf das mit Pergamentpapier ausgelegte Backblech und backen Sie sie 15 Minuten lang oder bis die Sticks goldbraun und knusprig sind. Mit geschmolzener Schokolade servieren

Keto Snacks

Kapitel 7: Muffins

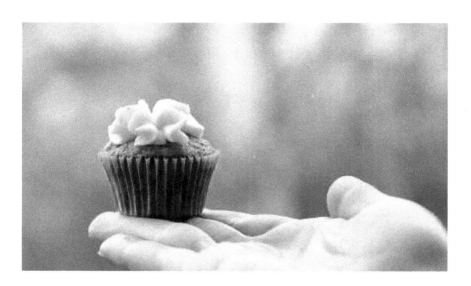

Leinsamen-Muffins

Zeit: 30 Minuten

Ausbeute: 12 Muffins

Zutaten:

- 1 ¼ Tasse Leinsamenmehl

- 1 Esslöffel Kokosnussmehl

- 1 Esslöffel Mandelmehl

- ½ Teelöffel Keto-Backpulver

- 1 Teelöffel Zimtpulver

- ¼ Teelöffel Muskatnusspulver

- ⅓ Tasse fein gehackte Pekannüsse

- 1 Teelöffel Vanille-Essenz

- ⅓ Tasse geschmolzene Butter

- 1 Teelöffel Zitronensaft

- 4 große Eier

- 2 ½ Teelöffel Stevia

Wegbeschreibung:

1. Heizen Sie Ihren Ofen auf 350°F vor

2. In einer großen Rührschüssel das Leinsamen-, Kokos- und Mandelmehl, das Backpulver, Muskatnuss- und Zimtpulver sowie die gehackten Pekannüsse gut vermischen

3. In einer anderen Schüssel die Butter, Stevia, Vanilleessenz, Eier und Zitronensaft hinzufügen und mit dem Schneebesen verrühren, bis sie leicht

und glatt sind

4. Fügen Sie die feuchten Zutaten zu den trockenen hinzu und rühren Sie, bis sie vollständig verbunden sind

5. Füllen Sie ein Muffinblech mit Muffinförmchen und geben Sie dann löffelweise Muffinteig hinein, bis die Förmchen zu ¾ gefüllt sind

6. Schieben Sie sie für 15 Minuten in den Ofen, nehmen Sie sie dann heraus und lassen Sie sie in der gleichen Pfanne für weitere 15 Minuten abkühlen

7. Mit einer Schicht aus Butter oder Sahne servieren und genießen!

Beeren-Muffins

Zeit: 40 Minuten

Ausbeute: 12 Muffins

Zutaten:

- 2 Tassen Mandelmehl

- ¼ Tasse Kokosnussmehl

- 1 Esslöffel Keto-Backpulver

- ¼ Tasse Himbeeren

- ¼ Tasse Heidelbeeren

- 6 Minzblätter

- ½ Tasse Erythritol

- 2 Esslöffel geschmolzene Butter

- ¼ Tasse ungesüßte Mandelmilch

- 1 Teelöffel Vanille-Essenz

- 5 große Eier

Wegbeschreibung:

1. Heizen Sie Ihren Ofen auf 350°F vor

2. Mandelmehl, Kokosmehl, Erythrit und Keto-Backpulver in eine Schüssel geben und gut vermischen

3. Schlagen Sie in einer anderen Schüssel die Eier, die Butter, die Vanilleessenz und die Mandelmilch mit einem elektrischen Mixer auf hoher Stufe.

4. Sobald die feuchten Zutaten gründlich vermischt sind, fügen Sie die trockene Mischung hinzu und vermischen Sie gerade so viel, dass die gesamte trockene Mischung mit der feuchten Mischung bedeckt ist

5. Würfeln Sie die Himbeeren und Blaubeeren und schneiden Sie die Minzblätter klein, werfen Sie alles in die Muffin-Mischung und heben Sie es unter, bis es gut eingearbeitet ist

6. Legen Sie Muffinförmchen in ein Muffinblech und füllen Sie sie etwa zu ¾ mit dem Muffinteig

7. 20 - 25 Minuten backen oder bis sie an der Oberseite braun werden. Nach dem Backen aus der Form nehmen und zum Abkühlen auf ein Backblech legen. Mit Butter oder Sahne servieren

Choc-Zucc Muffins

Zeit: 35 Minuten

Ausbeute: 12 Muffins

Zutaten:

- 1 Tasse Mandelmehl

- ½ Tasse Kakaopulver

- ⅓ Tasse Erythritol

- 1 Teelöffel Keto-Backpulver

- ¼ Tasse fein geriebene Pekannüsse

- 1 kleinformatige Zucchini

- ½ Tasse Butter

- 3 große Eier

- 1 Esslöffel Vanille-Essenz

- Salz nach Geschmack

Wegbeschreibung:

1. Heizen Sie Ihren Ofen auf 350°F vor

2. Zucchini raspeln, leicht mit Salz bestreuen und 10 Minuten abtropfen lassen

3. Während die Zucchini abtropfen, Mandelmehl, Kakaopulver, Erythritol und Keto-Backpulver in einer großen Schüssel gut vermischen

4. Verquirlen Sie in einer separaten Schüssel die Eier, die Butter und das Vanilleextrakt. Legen Sie die

Zucchini auf ein feinmaschiges Tuch oder ein sauberes Geschirrtuch, drücken Sie sie aus, bis alle Flüssigkeit heraus ist, und geben Sie sie dann zur feuchten Mischung.

5. Gießen Sie die feuchten Zutaten in die trockenen und kombinieren Sie gut

6. Legen Sie ein Muffinblech mit Muffinförmchen aus und füllen Sie diese zu ¾ mit dem leckeren Schokoladen-Zucchini-Muffinteig. Toppen Sie jeden mit fein geriebenen Pekannüssen

7. In den Ofen schieben und 20 Minuten backen, mit einem Zahnstocher prüfen und auf einem Kuchengitter abkühlen lassen

Kapitel 8: Kekse

Kokosnuss-Kekse

Zeit: 40 Minuten

Ausbeute: 16 Kekse

Zutaten:

- 1 Tasse Mandelmehl

- ½ Tasse Kokosraspeln

- ¼ Erythrit

- Eine Prise Salz

- 3 große Eiweiß

- 3 Esslöffel geschmolzene Butter

- 1 Teelöffel flüssiges Stevia

Wegbeschreibung:

1. Heizen Sie Ihren Ofen auf 350°F vor

2. Mischen Sie in einer großen Schüssel das Mandelmehl, die Kokosnuss, das Erythrit und das Salz, bis alles gut vermischt ist

3. In einer kleineren Schüssel das Eiweiß, die Butter und das Stevia verquirlen und dann zu den trockenen Zutaten geben

4. Die feuchten Zutaten einrühren, bis ein weicher und geschmeidiger Keksteig entstanden ist

5. Legen Sie ein Backblech mit Pergamentpapier aus und fetten Sie die Oberseite des Papiers leicht mit Butter ein

6. Rollen Sie etwa einen Esslöffel Keksteig in den Handflächen zu einer Kugel und legen Sie diese dann auf das Blech. Drücken Sie sie mit einer Gabel leicht an, sodass sie flach werden und eine gabelartige Dekoration erhalten

7. Schieben Sie sie für 20 Minuten in den Ofen, oder bis sie an den Rändern zu bräunen beginnen

8. Verwenden Sie einen Metallspatel, um jeweils einen Keks zu schöpfen, und legen Sie sie auf ein Kühlgitter

9. Auf ungesüßtem Vanilleeis oder mit einem Schokoladendip servieren

Schoko-Chip-Kekse

Zeit: 30 Minuten

Ausbeute: 12 große Kekse

Zutaten:

- 1 ½ Tasse Mandelmehl

- ½ Teelöffel Keto-Backpulver

- ½ Tasse Erythritol

- 1 Esslöffel pulverisierte Gelatine

- ½ Tasse dunkle Schokolade Chips

- ½ Tasse geschmolzene Butter

- 1 Esslöffel Vanille-Essenz

- 2 große Eier

Wegbeschreibung:

1. Heizen Sie Ihren Ofen auf 350°F vor

2. Mischen Sie in einer großen Schüssel das Mandelmehl, das Keto-Backpulver, das Erythrit, die Gelatine und die Schokoladenchips

3. Schlagen Sie in einer kleineren Schüssel die Eier, die Butter und die Vanilleessenz auf, bis sie gut miteinander verbunden sind

4. Die feuchten Zutaten in die trockene Mischung einrühren, bis sie vollständig zu einem leicht steifen Keksteig verarbeitet sind

5. Legen Sie ein Backblech mit einer Lage Pergamentpapier aus

6. Rollen Sie den Teig zu 12 gleichmäßigen Kugeln und legen Sie sie auf das Blech. Drücken Sie sie nach unten, bis sie sich zu Runden ausbreiten, die etwa den Radius einer Tasse haben

7. Backen Sie sie 20 Minuten lang oder bis die Ränder fest werden. Nehmen Sie sie aus dem Ofen und lassen Sie sie auf dem Backblech abkühlen. Die Mitte kocht weiter, während sie abkühlen

8. Mit gekühlter Mandelmilch servieren

Karamell-Kekse

Zeit: 30 Minuten

Ausbeute: 12

Zutaten für die Kekse:

- 2 Tassen Mandelmehl

- 1 Tasse erweichte Kokosnussbutter

- ⅓ Tasse Erythritol

- Eine Prise Salz

- 1 Teelöffel Vanille-Essenz

Zutaten für das Karamell:

- 2 Esslöffel Ghee

- ½ Tasse Erythritol

- ⅓ Kokosnusscreme

Wegbeschreibung:

1. Heizen Sie Ihren Ofen auf 350°F vor

2. Schlagen Sie die Butter und das Erythritol cremig, bis sie leicht und glatt sind. Salz und Vanilleextrakt hinzufügen und mischen, bis alles gut vermischt ist

3. Sobald sich alles verbunden hat, fügen Sie das Mandelmehl hinzu, um einen festen Teig zu erhalten. Geben Sie ihn in ein Stück Frischhaltefolie

und rollen Sie ihn zu einem Klotz. Legen Sie ihn zum weiteren Festwerden in den Kühlschrank

4. Für das Karamell vermengen Sie das Ghee und das Erythrit in einem kleinen Topf bei mittlerer Hitze. Warten Sie, bis das Erythrit geschmolzen ist, und geben Sie dann die Kokosnusscreme hinzu. Lassen Sie die Mischung auf mittlerer Stufe kochen, bis sie anfängt einzudicken und klebrig zu werden. Nehmen Sie sie vom Herd und lassen Sie sie abkühlen, während Sie sie gelegentlich umrühren

5. Ein Backblech mit Pergamentpapier auslegen

6. Holen Sie den gekühlten Teig aus dem Gefrierschrank und schneiden Sie den Stamm in 12 gleichmäßige Stücke. Formen Sie die Kekse weiter, sodass sie schön rund sind, und legen Sie sie dann auf das Backblech

7. Schieben Sie sie für ca. 15 Minuten in den Ofen, bis die Ränder anfangen, braun zu werden. Sobald sie fertig sind, lassen Sie sie auf dem Backblech abkühlen

8. Nehmen Sie 6 Kekse, und verteilen Sie eine Schicht Karamell, dann legen Sie einen weiteren Keks darauf. Drücken Sie sie nach unten, bis das Kara-

mell an den Seiten der Kekse herausläuft. Ein paar Minuten lang fest werden lassen und dann servieren

Kapitel 9: Zusätzliches Snack-Sortiment

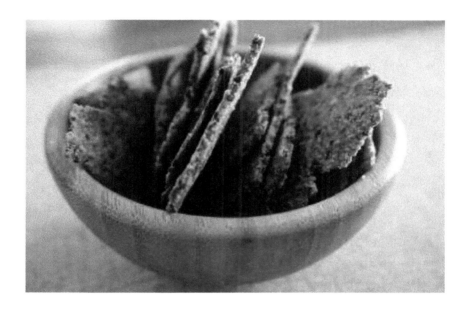

Käsekekse

Zeit: 30 Minuten

Ausbeute: 15 Scones

Zutaten:

- 1 ½ Tasse Mandelmehl

- ¼ Tasse Kokosnussmehl

- ¼ Tasse Leinsamenmehl

- 1 Teelöffel Keto-Backpulver

- ¼ Tasse ungesüßte Mandelmilch

- 3 große Eier

- ½ Tasse geriebener Cheddar-Käse

- 3 Esslöffel fein gehackter Schnittlauch

- ½ Teelöffel gemahlener schwarzer Pfeffer

- ¼ Teelöffel Salz (Kochsalz oder Meersalz)

- 1 Teelöffel getrockneter Thymian

Wegbeschreibung:

1. Heizen Sie Ihren Ofen auf 380°F vor

2. Vermengen Sie in einer großen Schüssel Man-delmehl, Kokosmehl, Leinsamenmehl, Keto-Backpulver, Cheddar-Käse und Schnittlauch, bis alles gleichmäßig vermischt ist

3. In einer kleineren Schüssel 2 Eier und die Man-delmilch miteinander verquirlen

4. Kombinieren Sie die Eier und die Milch mit der

Trockenmischung, bis sie vollständig zu einem leicht klebrigen Teig verarbeitet sind

5. Aufgrund seiner klebrigen Konsistenz können Sie ihn nicht einfach mit einem Nudelholz ausrollen. Legen Sie daher den Teig zwischen zwei Stücke Pergamentpapier und rollen Sie ihn aus, bis er etwa einen halben Zentimeter dick ist. Entfernen Sie das obere Pergamentpapier und stechen Sie mit einer Ausstechform Kreise aus. Legen Sie die Runden auf ein mit Pergamentpapier ausgelegtes Backblech. Rollen Sie den Teig weiter aus, bis Sie den gesamten Teig geformt haben. Alternativ können Sie den Teig auch mit Ihren Händen formen. Teilen Sie den Teig einfach in 15 Stücke und formen Sie sie zwischen Ihren Handflächen zu Runden.

6. Verquirlen Sie das restliche Ei in einer Tasse und bepinseln Sie die Eier damit leicht mit einem Kochpinsel. Bestreuen Sie jedes Scones leicht mit dem getrockneten Thymian und schieben Sie es für 15 - 20 Minuten in den Ofen. Sobald sie fertig sind, werden die Scones braun und oben knusprig.

7. 10 Minuten abkühlen lassen und mit Butter servieren

Keto Nudeln

Zeit: 60 Minuten

Ausbeute: Abhängig von der Art der Nudeln, zu denen Sie sie formen

Zutaten:

- 1 Tasse Mandelmehl

- 4 Esslöffel Kokosnussmehl

- 2 Teelöffel Knoblauchpulver

- ¼ Teelöffel Salz

- 1 großes Ei

- 2 Teelöffel Zitronensaft

- Wasser nach Bedarf

- ¼ Tasse Butter

- 2 Esslöffel Kokosnussöl

Wegbeschreibung:

1. Geben Sie das Mandelmehl, das Kokosnussmehl und das Salz in eine Küchenmaschine oder eine

Teigmaschine, bis sie sich vermischen. Während es sich vermischt, den Zitronensaft hineingießen und ihn gleichmäßig verteilen lassen

2. Schlagen Sie das Ei leicht auf und geben Sie es ebenfalls in die Mischung. Während sich die Mischung verbindet, fügen Sie je nach Bedarf einen Teelöffel Wasser hinzu, bis die Mischung beginnt, einen Teig zu bilden. Die richtige Textur des Teigs sollte fest, aber klebrig sein. Alternativ können Sie den Teig kneten, bis er die richtige Konsistenz erreicht hat

3. Sie können den Teig dann in Frischhaltefolie einwickeln und ihn eingewickelt kneten

4. Dieser Teig kann bis zu einer Woche im Kühlschrank aufbewahrt oder sofort verwendet werden. Sie können eine Reihe von Nudeln daraus herstellen, wie z. B. Farfalle, Orecchiette oder Cavatelli. Es kommt ganz darauf an, welche Form Sie am liebsten mögen. Sobald Sie ihn geformt haben, ist er bereit zum Kochen

5. Erhitzen Sie zum Kochen der Nudeln eine Pfanne oder Bratpfanne bei niedriger Hitze. Schmelzen Sie die Butter und das Öl und geben Sie dann die

Nudeln hinein und lassen Sie sie kochen, bis sie leicht die Farbe wechseln. Sofort mit dem Topping oder der Sauce Ihrer Wahl servieren

Keto-Kekse

Zeit: 60 Minuten

Ausbeute: 30 Cracker

Zutaten:

- ⅓ Tasse Mandelmehl

- 2 Esslöffel Flohsamenschalenpulver

- ⅓ Tasse Sesamsamen

- ⅓ Tasse Kürbiskerne

- 1 Teelöffel Salz (Kochsalz oder Meersalz)

- ¼ Tasse Kokosnussöl

- 1 Tasse kochendes Wasser

Wegbeschreibung:

1. Heizen Sie Ihren Backofen auf 300°F vor und stellen Sie Ihr Backblech auf die unterste Stufe

2. Mandelmehl, Flohsamenschalenpulver, Salz, Sesam und Kürbiskerne in eine große Schüssel geben und mit einem Holzlöffel gut vermengen

3. Reiben Sie das Kokosnussöl ein und beginnen Sie, es gut zu kombinieren. Verwenden Sie das kochende Wasser, um alle Zutaten zu einem Teig zu verbinden, der eine gelartige Konsistenz hat

4. Legen Sie ein Backblech mit Pergamentpapier aus und geben Sie den Teig darauf. Mit den Händen flach drücken oder alternativ mit einem weiteren Stück Pergamentpapier abdecken und mit einem Nudelholz ausrollen und dann das Pergamentpapier entfernen

5. Sobald die Cracker abgeflacht sind, schieben Sie das Blech in den Ofen und backen es etwa 40 Minuten lang oder bis die Cracker gebräunt und knusprig geworden sind. Lassen Sie sie vollständig abkühlen, bevor Sie die Cracker in kleinere Stücke brechen

Cupcakes

Zeit: 45 Minuten

Ausbeute: 12 Cupcakes

Zutaten:

- 1 Tasse Mandelmehl

- ¼ Tasse Kokosnussmehl

- ¼ Teelöffel Salz (Kochsalz oder Meersalz)

- 1 Teelöffel Keto-Backpulver

- 4 Esslöffel Kokosnussbutter

- ½ Tasse Erythritol

- 1 Esslöffel Vanille-Essenz

- 4 große Eier

Wegbeschreibung:

1. Heizen Sie Ihren Ofen auf 350°F vor

2. Schlagen Sie die Butter und das Erythrit in einer Schüssel cremig. Stellen Sie sicher, dass das Erythrit vollständig aufgelöst ist und die Mischung leicht und cremig ist. Sobald dies erreicht ist, fügen Sie die Vanilleessenz und die Eier hinzu und verrühren sie gut mit einem Schneebesen

3. Sieben Sie das Mandel- und Kokosnussmehl, das

Keto-Backpulver und das Salz in die feuchte Mischung. Mischen Sie, bis alles gut vermischt ist. Nicht zu viel mischen

4. Legen Sie Muffinförmchen in ein Muffinblech und löffeln Sie den Muffinteig ein, bis die Förmchen zu ¾ gefüllt sind. Sie können ein Topping auf den Muffinteig geben, wie z. B. fein gehackte Pekannüsse oder Himbeeren, oder alternativ die Muffins glasieren, sobald sie aus dem Ofen kommen und abgekühlt sind

5. Backen Sie ca. 30 Minuten, oder bis die Cupcakes leicht gebräunt sind und den Gartest bestanden haben. Lassen Sie die Cupcakes vollständig abkühlen, bevor Sie die Förmchen entfernen und die Glasur auftragen

Kapitel 10: Keto-Fettbomben

Frischkäse-Fettbomben

Zeit: 70 Minuten

Ausbeute: 15 Fettbomben

Zutaten:

- 1 Becher Schlagsahne

- 1 Tasse Frischkäse

- 4 Esslöffel Erythrit

- 2 Teelöffel Vanille-Essenz

- ¼ Tasse fein gehackte Walnüsse

- ¼ Tasse fein gehackte Himbeeren

Wegbeschreibung:

1. Geben Sie den Frischkäse, das Erythrit und die Vanilleessenz in eine Schüssel und verrühren Sie sie mit einem elektrischen Mixer, bis sie vollständig eingearbeitet sind. Lassen Sie die Masse einige Minuten ruhen, damit sich das Erythrit vollständig auflösen kann

2. Fügen Sie die schwere Sahne hinzu, jeweils eine halbe Tasse, und mixen Sie auf höchster Stufe. Machen Sie zwischen den 15-Sekunden-Intervallen eine Pause, um die Stücke von der Seite einzurühren. Fügen Sie den Rest der Sahne hinzu und mixen Sie auf niedriger Stufe, bis die Mischung anfängt, einzudicken und Spitzen zu bilden

3. Fügen Sie die Walnüsse und Himbeeren hinzu und rühren Sie gut um. Löffeln Sie die Mischung in einen Spritzbeutel

4. Legen Sie ein Backblech mit Pergamentpapier aus und spritzen Sie kleine Kugeln auf das Blech. Die Masse sollte für etwa 15 mittelgroße (ca. 3 cm) Fettbomben reichen. Legen Sie das Blech in den Kühlschrank, damit es mindestens eine Stunde lang fest wird, bevor Sie loslegen können. Bewahren Sie sie im Kühlschrank auf, falls es Überschüsse gibt.

Ananas- und Pekannuss-Fettbomben

Zeit: 70 Minuten

Ausbeute: 12 Fettbomben

Zutaten:

- ½ Tasse Kokosnusscreme

- 2 Esslöffel Gelatine

- 3 Esslöffel Erythritol

- 2 Teelöffel Ananas-Essenz

- ½ Tasse kochendes Wasser

- ¼ Tasse fein gehackte Pekannüsse

Wegbeschreibung:

1. Geben Sie die Gelatine und das Erythritol in einem hitzebeständigen Gefäß in das kochende Wasser und rühren Sie, bis sie sich vollständig aufgelöst haben

2. Ananasessenz, Kokosnusscreme und Pekannüsse hinzufügen und gründlich vermengen

3. Gießen Sie die Mischung in eine Silikonform, die 12 ergibt und stellen Sie sie für eine Stunde in den Kühlschrank, bevor Sie sie für eine Geschmacksexplosion in den Mund stecken können! Bewahren Sie alle Extras im Kühlschrank auf

Blaubeer-Zitronen-Fettbomben

Zeit: 70 Minuten

Ausbeute: 12 Fettbomben

Zutaten:

- 1 Tasse Frischkäse

- 4 Esslöffel saure Sahne

- 3 Esslöffel Erythritol

- 2 Esslöffel Zitronensaft

- Die Schale von 1 Zitrone

- 12 Blaubeeren

Wegbeschreibung:

1. Geben Sie Frischkäse, saure Sahne, Erythrit, Zitronensaft und Zitronenschale in eine Schüssel und verrühren Sie alles mit einem elektrischen Mixer. Lassen Sie die Mischung eine Minute lang ruhen, damit sich das Erythritol auflösen und vollständig eingearbeitet werden kann

2. Verwenden Sie einen kleinen Löffel, um eine Sili-

konform zu füllen, in die 12 Stück passen. Füllen Sie jeden Becher bis zur Hälfte und legen Sie dann eine Blaubeere in die Mitte. Löffeln Sie mehr von der Mischung in die Tasse, bis jede Form gefüllt ist und jede Blaubeere bedeckt ist

3. Stellen Sie die Form eine Stunde lang in den Kühlschrank, bevor Sie sie servieren können. Gekühlt aufbewahren

Kapitel 11: Keto-Freundliche Snacks vor und nach dem Training

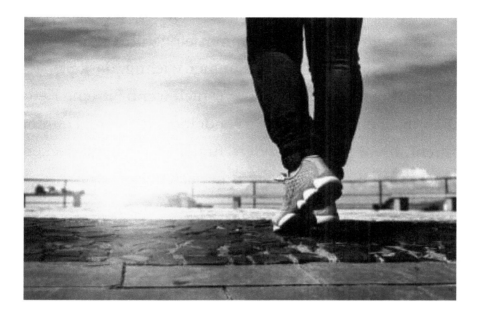

In Bezug auf das Training wird allgemein angenommen, dass Sie sich mit einer guten Menge an Kohlenhydraten ernähren müssen, um das Beste aus sich herausholen zu können. Dies liegt an dem Irrglauben, dass Sie die Energie aus Kohlenhydraten benötigen, um die Fähigkeit zu trainieren. Dies würde bedeuten, dass Menschen auf der Keto-Diät nicht in der Lage wären, zu trainieren oder Sport zu treiben, was falsch ist. Tatsächlich [11]zeigte eine Studie, dass sowohl normale Kohlenhydrat-Esser als auch Anhänger der Low-Carb- und Keto-Diät auf genau

---

[11] ("Take Your Training to the Next Level with Ketosis", n.d.)

demselben Niveau trainieren. Das Ergebnis ist darauf zurückzuführen, dass sich der Körper zu Beginn der Keto-Diät daran gewöhnt, Fett als Energiequelle zu nutzen, und daher in der Lage ist, richtig zu funktionieren, während ein Trainingsprogramm eingeführt wird. Auch wenn dies der Fall ist, ist es immer wichtig, dass Sie sich gut ernähren und hydratisieren, auch wenn Sie eine Keto-Diät machen, wenn Sie irgendeine Art von Training durchführen. Im Folgenden finden Sie einige leckere Snack-Ideen für die Zeit vor und nach dem Training:

Snacks vor der Trainingseinheit:

Halten Sie sie leicht auf Kohlenhydrate, aber immer noch mit etwas Fett und Ballaststoffen gefüllt.

- Keto-Riegel (vorgefertigt, leicht zu beschaffen und unterwegs vor einer Sitzung im Fitnessstudio zu essen)

- Frische Beeren (eine Handvoll mit etwas Joghurt zu essen, hält Sie während des gesamten Workouts bei Kräften)

- Eine große Schüssel mit grünem Blattsalat (mit Blattgemüse kann man nie etwas falsch machen, außerdem ist es vollgepackt mit Nährstoffen, die Sie während des Trainings hydratisiert und erfrischt halten!)

- Ungesüßter, fettarmer Joghurt oder Frischkäse (naschen Sie diese zusammen mit einigen Keto-Crackern für einen zusätzlichen Kick)

- Keto-Fettbomben (eine großartige Quelle für leckeres Fett, um Sie die ganze Sitzung über stark zu halten. Siehe Rezepte oben)

Snacks nach der Trainingseinheit

Halten Sie sie eiweiß- und fettreich [12]

- Molkenprotein-Shake (da Molkenprotein ein vollständiges Protein ist, enthält es alle 9 essentiellen Aminosäuren, was bedeutet, dass es wirklich gut für Sie ist!)

- Grasgefüttertes Fleisch und Fisch (Mahlzeiten, die diese hervorragenden Fett- und Proteinquellen enthalten, stellen sicher, dass Sie nach einem harten Tag im Fitnessstudio alles haben, was Sie brauchen)

- Eier (Rührei, pochierte Eier oder Benedict-Eier, Eier sind eine hervorragende Quelle für viel Fett und

---

[12] (Stanton, 2018)

wenig Kohlenhydrate)

- Kokosnussöl oder Butter (eine großartige Quelle für MCT - eine Fettart, die Sie in die Ketose treibt. Fügen Sie das Öl in Ihre Proteinshakes und die Butter in Ihre Mahlzeiten ein)

- Grünes Gemüse (vollgepackt mit Nährstoffen, nach denen Ihr Körper nach einem Training hungert)

Fazit

Hoffentlich sind all diese erstaunlichen Rezepte eine Inspiration für Sie, um Ihre Keto-Diät zu beginnen und beizubehalten. Sie werden Ihnen nicht nur das Gefühl geben, ein wenig vertrauter mit Ihren Mahlzeiten zu sein und eine Lücke für all die Kohlenhydrate zu füllen, auf die Sie verzichtet haben, sondern sie werden auch eine leckere und nahrhafte Ergänzung zu Ihrer Ernährung sein!

Referenzen

Grundlegende Backtechniken. Abgerufen von
https://stonesoupvirtualcookeryschool.com/2011/04/basic-baking-techniques/

Beck, A. (2019). https://www.bhg.com. Abgerufen von
https://www.bhg.com/recipes/how-to/bake/essential-baking-tools/.

Hamzic, H. Keto Nutrition - Calories in Butter & Other Nutrition Info. Abgerufen von
https://www.kissmyketo.com/blogs/nutrition/keto-nutrition-calories-in-butter-other-info#

King Arthur Flour Company, I. Baking Tips & Techniques | King Arthur Flour. Abgerufen von
https://www.kingarthurflour.com/learn/tips-and-techniques.html

Link, R. (2018). Die 6 besten Süßstoffe bei einer kohlenhydratarmen Keto-Diät (und 6, die man vermeiden sollte). Abgerufen von

https://www.healthline.com/nutrition/keto-sweeteners

Magee, E. The Benefits of Flaxseed. Abgerufen von

https://www.webmd.com/diet/features/benefits-of-flaxseed

Mawer, R. (2018). The Ketogenic Diet: A Detailed Beginner's Guide to Keto. Abgerufen von

https://www.healthline.com/nutrition/ketogenic-diet-101#weight-loss

Siclait, A. (2019). Your Milk Consumption Might Be Sabotaging Your Keto Diet Weight Loss. Abgerufen von

https://www.womenshealthmag.com/weight-loss/a26326620/keto-milk/

Spritzler, F. (2016). 7 effektive Tipps für den Einstieg in die Ketose. Abgerufen von

https://www.healthline.com/nutrition/7-tips-to-getinto-ketosis

Spritzler, F. (2018). Die 21 besten kohlenhydratarmen Gemüsesorten. Abgerufen von https://www.healthline.com/nutrition/21-best-low-carb-vegetables

Stanton, B. (2018). Top 10 Keto Post Workout Foods To Help You Build Muscle. Abgerufen von https://perfectketo.com/keto-post-workout/#4

Bringen Sie Ihr Training mit Ketose auf die nächste Stufe. Abgerufen von https://blog.bulletproof.com/take-your-training-to-the-next-level-with-ketosis/

CPSIA information can be obtained
at www.ICGtesting.com
Printed in the USA
BVHW092119180321
602887BV00001B/157